Glückspunkt

Refertilisierung. Hausgeburt. Wunschkind

Von Lana Bach

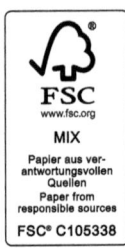

Bibliografische Information der Deutschen Nationalbibliothek: Die Deutsche Nationalbibliothek verzeichnet diese Publikation in der Deutschen Nationalbibliografie; detaillierte bibliografische Daten sind im Internet über dnb.dnb.de abrufbar.

© 2017 Lana Bach
Herstellung und Verlag:
BoD – Books on Demand, Norderstedt.
ISBN: 9783743149403

Inhaltsverzeichnis

Prolog	9
Rücksprung ins Jahr 2003	9
Die folgenden Jahre.	11
Die ausgesprochene Sehnsucht	11
Refertilisierung	13
Refertilisierung - ein Zungenbrecher als Hoffnungsträger	13
Frauenarzttermin zur Krebsvorsorge	15
Refertilisierung - und ich fahre doch!	15
Refertilisierung - jetzt wird es ernst!	18
Heilung und zurück in den Alltag	27
Ob die OP erfolgreich war?	29
Schwanger! Trimester Eins	31
Was ist denn jetzt los?	31
Eine kleine Blase	33
Wie wohl die Kinder reagieren?	37
Ist das Luxus-Apartment bezogen?	39
Hilfe, mir ist sooo schlecht!	40
Auch die Strümpfe helfen nicht.	43
Schwanger! Trimester Zwei	46
Vorsorge Woche 12 und Hebammensuche	46
Erstes Gespräch mit der neuen Hebamme	53
Junge oder Mädchen, Mädchen oder Junge…	55

Vorsorge mit der Hebamme	56
Kinderüberraschung	61
Urlaub mit Bauchzwerg	64
Hosen für den Babybauch	71
Schläft der auch mal?"	75
Zipperlein und Anderes	77
Bauchbild und Hebammenbesuch	84
Neue Frauenärztin und großer Ultraschall	87
Und das Wochenende so?	92
23. Schwangerschaftswoche	95
Schwanger! Trimester Drei	99
Sonntags	99
25. Schwangerschaftswoche	103
Mein Kreislauf geht baden	105
26. Schwangerschaftswoche	110
27. Schwangerschaftswoche	114
Wende – kleine Babyfüße in der Rippe	121
30. Schwangerschaftswoche	126
Schwangerschaftshormon-Chaos	130
Hebammenvorsorge	133
31. Schwangerschaftswoche	135
Das Thema U2	139
32. Schwangerschaftswoche	141
Kreißsaalbesichtigung	143
33. Schwangerschaftswoche	149
34. Schwangerschaftswoche	153

Hebammenvorsorge	158
Fotoshooting	160
35. Schwangerschaftswoche	164
36. Schwangerschaftswoche und Hebammenvorsorge	168
Teeflasche und Gedanken zum Stillen	173
Geburtsgespräch und Teeflasche Teil 2	177
38. Schwangerschaftswoche	179
Wünschen kann man ja	184
39. Schwangerschaftswoche	188
40. Schwangerschaftswoche oder ET – 7.	190
ET -6	195
ET -5	196
ET -4	197
ET -2	198
ET +/- 0	201
ET +1	203
Die Geburt	204
Der Stöpsel ist gezogen	204
Die Geburt	206
Die ersten Wochen	222
Die erste Woche mit dem Babyboy	222
2 Wochen Babyboy	224
Schlaflose Nächste sind lang	227
Bilanz nach gut zwei Wochen	230
3 Wochen Babyboy	233

4 Wochen Babyboy	236
Die Sache mit dem Schnuller	242
5 Wochen Babyboy	243
Geburtsberichte	245
Geburtsbericht Kind 1	245
Geburtsbericht Kind 2	255
Geburtsbericht Kind 3	261

Prolog

Rücksprung ins Jahr 2003

Im Jahr 2001 kam unsere jüngste Tochter auf die Welt. Sie war ein anspruchsvolles Baby, welches viel weinte, noch mehr Körperkontakt benötigte und viel "Input" brauchte um einigermaßen ausgeglichen zu sein.

Damals forderten noch zwei weitere Kinder (6 und knapp 4 Jahre) Ihr Recht ein - der Alltag war manchmal wirklich hart, auch wenn der Mann damals schon alles gab und mich unterstütze wo er nur konnte.

Verhütet habe ich in dieser Zeit mit der Mirena Hormonspirale, welche mir Nebenwirkungen vom Feinsten bescherte, die leider kein Arzt ernst nahm. Da war angefangen von Kopfschmerzen, über Stimmungsschwankungen, bis hin zu depressiven Verstimmungen alles dabei was man sich überhaupt nicht wünscht .... es musste etwas geschehen.

Nach vielen Gesprächen entschied ich, ich lasse mich sterilisieren, ein weiteres Kind kommt nicht in Frage! Die Jüngste war 2 Jahre alt, schlief immer noch sehr schlecht ein und durch und dazu der

Gedanke an eine weitere Schwangerschaft? Niemals! Bei jeder Schwangerschaft ging es mir die ersten 18 Wochen sehr schlecht, Übelkeit von morgens bis abends und abends bis morgen mit Erbrechen bis zur Galle. Ab etwa der Hälfte der Schwangerschaften hatte ich starke Symphysen-Schmerzen und Zipperlein hier und da.

Kurz: Für uns kam eine weitere Schwangerschaft keinesfalls in Frage.

Mein Frauenarzt beriet mich zum Thema Sterilisation und führte diese wenige Tage später im Krankenhaus, in dem er Belegarzt ist, durch.

Zwei kleine Löcher im Bauch und die Sache war erledigt. Einige Tage später ging es mir wieder blendend.

Die Kinder entwickelten sich wunderbar, sogar die Jüngste beschloss eines Nachts, dass auch sie schlafen kann. Sie ist nach wie vor sehr neugierig und wissensdurstig, möchte alles Mögliche testen und ausprobieren. Heute denke ich, ihr war als Baby langweilig, gefangen im eigenen Körper, der noch nicht so konnte, wie sie gern wollte .... bei allem dabei sein, alles Sehen, alles Hören und erforschen. Denn als wir damals anfingen, sie im Tragetuch quasi bei allem teilhaben zu lassen, war die Welt für sie in Ordnung. Sollte sie hingegen auf einer Decke liegen und sich mit ihrem Spieltrapez beschäftigen, war das nach zwei Minuten so langweilig, dass sie anfing, Zeter und Mordio zu schreien.

Die folgenden Jahre.

Das Thema Kinder war ja für uns kein Thema mehr, ging ja sowieso nicht .... endgültig.

Endgültig ist ganz schön lange.

Wir richteten unser Leben anders aus, unsere Kinder wurden größer, brauchten uns immer weniger und wir planten andere Dinge.

Urlaube, die Selbstständigkeit, der Bau des größeren Hauses etc. auch unsere Hobbys gestalteten wir neu.

Doch so ein bisschen Babysehnsucht war im Hintergrund immer da, bei uns beiden.

Endgültig. Nie mehr. Unwiderruflich.

Die ausgesprochene Sehnsucht

"Manchmal habe ich wirklich große Lust auf noch ein Baby!", sprach der Mann auf einer langen Autofahrt, für mich quasi aus heiterem Himmel. Mein Hirn brauchte einige Momente, bis es die Information, die durch die Synapsen jagte, wirklich bei der richtigen Schaltzentrale ankam und dann platzte es aus mir raus: "Ich auch!!! Aber es geht ja nicht!". "Geht nicht, gibt's nicht. Es geht alles irgendwie!".

Wir kamen nach einem schönen Tagesausflug nach Hause, auf dem unsere beider Gedanken immer wieder laut um dieses Thema gekreist sind. Bei uns beiden war das Thema nie ganz vergessen, wie sich an diesem Tag heraus stellte.

Der Mann recherchierte und las sich ausgiebig in das Thema ein. Nach kurzer Zeit waren zwei Spezialisten in Deutschland gefunden, die die Sterilisation mit einer Refertilisierung rückgängig machen könnten. Die Erfolgsaussichten waren vielversprechend, mal besser als im Augenblick.

Wir sprachen mit den Kindern, ob sie sich generell noch ein Geschwisterchen vorstellen könnten und auch hier waren alle Feuer und Flamme und eigentlich hätten sie es bitte, danke, gerne gestern schon!

Refertilisierung

Refertilisierung - ein Zungenbrecher als Hoffnungsträger

Unsere Recherche ergab, es gibt in Deutschland nur wenige Ärzte, die davon wirklich etwas verstehen. Der Eingriff wäre mikrochirurgisch und bedarf einiges an Erfahrung, zudem gibt es keine Garantie und die Zeit würde zeigen ob es erfolgreich war oder nicht ... zudem sind die Wartelisten lang, denn es gibt wohl einige Frauen, die den gleichen Wunsch verspüren und nach der Sterilisation gerne noch ein Kind hätten.

Geduld? Ein Fremdwort für mich, wo ich doch im zweiten Vornamen "Ungeduld" heiße. Inzwischen war fast eine Woche mit Recherche vergangen, das Internet war quasi leer gelesen und Erfahrungsberichte, die leider seeehr spärlich waren, verschlungen. Ich rief am Donnerstag beim ersten der beiden Spezialisten an und sollte in drei Monaten einen Termin zum Vorgespräch bekommen - noch sooo lange?

Da beide Spezialisten etwa gleich weit entfernt sind, versuchte ich mein Glück in der anderen Klinik. Ich wurde in das Vorzimmer verbunden und nachdem ich dort mein Anliegen geschildert hatte, fragte ich nach einem Terminvorschlag, schon auf das Schlimmste gefasst.

"Wie sieht es bei Ihnen am kommenden Dienstag aus? Eine Patientin ist leider erkrankt und kann den Termin nicht wahrnehmen." *verdattert guck*

"Kommenden Dienstag?" Frage ich mehr um Zeit zu gewinnen und mich zu fassen, als das ich es nicht verstanden hätte.

"Ja, wir könnten am Montag die Voruntersuchungen machen und Dienstag dann die OP, dann wären Sie bis Donnerstag bei uns und könnten anschließend nach Hause entlassen werden!"

"Das hört sich phantastisch an", krächze ich und sage den Termin zu. Ich kann es kaum glauben, nächste Woche?

Mit wackligen Beinen und zittrigen Knien berichte ich dem Mann von meinem erfolgreichen Telefonat. Dieser biegt alle Termine für die kommende Woche so um, dass er mich begleiten und mich ganz unterstützen kann. Für den morgigen Freitag habe ich einen Frauenarzttermin zur Krebsvorsorge, dieser steht schon eine Weile und ich möchte noch mit ihm über mein Anliegen sprechen.

Frauenarzttermin zur Krebsvorsorge

Der Termin zur Krebsvorsorge steht schon lange fest und ich möchte mit ihm, der mich ja vor 9 Jahre sterilisiert hat, besprechen, was er darüber denkt.

Ich komme ins Sprechzimmer und nach kurzem Abklären der Fakten erkläre ich, dass ich gerne noch ein Kind hätte und welche Möglichkeiten er sieht.

"Künstliche Befruchtung, mehr geht bei Ihnen ja nicht mehr!"

"Wie denken sie über Refertilisierung?"

"Vergessen Sie das ganz schnell wieder, das hat man vor vielen Jahren mal versucht, das ging nur in die Hose - hier haben Sie eine Überweisung zu einer Kinderwunschklinik!" *peng*

Nach kurzem Abstrich stand ich wieder auf der Straße, in der Hand eine Überweisung in eine Kinderwunschklinik.

Refertilisierung - und ich fahre doch!

Wir beschließen, am Montag wie geplant zu unserem Termin zu fahren. Dort haben wir die Möglichkeit über alle "für und wider" mit dem Spezialisten zu sprechen. Mein Frauenarzt ist Dingen gegenüber, von denen er keine Ahnung hat, immer negativ eingestellt.

Montagmorgen sitzen wir mit Gepäck bis Donnerstag im Auto und sind gespannt, was uns nach den vier Stunden Autofahrt erwarten wird.

Angekommen, beziehen wir erstmal das Hotel, welches wir zu Konditionen der Klinik schon vorab gebucht haben und machen uns dann auf zu unserem Termin.

Wir müssen etwas suchen, da die Klinik sehr groß ist, kommen aber mit Hilfe des netten Personals schnell dort an, wo wir erwartet werden.

Der Professor empfängt uns und wir sprechen über unsere Fragen, Gedanken, Ängste und Wünsche und über die Möglichkeiten. Da ich mit 36 Jahren noch sehr jung bin, denkt er, eine Refertilisierung ist in meinem Fall die bessere Lösung. Zum einen haben wir so öfter die Möglichkeit des Versuchs und müssen nicht mit Hormonen nachhelfen.

Eine Ultraschalluntersuchung zeigt, dass alles wunderbar aussieht, Gebärmutterschleimhaut perfekt, einige Eier in den Startlöchern und ein Eisprung für kommenden Freitag - den wir schon nutzen könnten. Na mal sehen, ob ich da schon wieder so fit bin.

Wir haben ein wunderbares Bauchgefühl mit dem Professor und fühlen uns auch in der Klinik wunderbar aufgehoben - die Risiken sind in unseren Augen im Vergleich zum Nutzen, absolut gerechtfertigt und das Eileiterschwangerschaftrisiko ist nur minimal erhöht, nicht wie mein Frauenarzt mir weiß machen wollte um ein vielfaches höher und unberechenbar.

Es wird vereinbart, dass erst per Bauchspiegelung nachgesehen wird, ob es generell machbar ist, sollten diese Aussichten positiv verlaufen, wird ein Bauchschnitt gemacht, in etwa so groß wie ein Kaiserschnitt und per Mikrochirurgie zusammen genäht was zusammen gehört. Sollten die Aussichten zu schlecht sein, oder zu große Teile des Eileiters fehlen, wird nach der Bauchspiegelung wieder zu gemacht und dann war es leider nichts.

"Ja, wir sehen uns morgen zum OP-Termin."

Ich darf noch einmal verspätet zu mittagessen und am Abend noch eine klare Suppe genießen. Trinken noch bis Mitternacht und dann nüchtern bleiben.

Nach dem Termin beim Professor, wird mir noch Blut abgenommen, das Gespräch mit dem

Narkosearzt geführt und der Check in für den nächsten Tag erledigt - wir graden noch auf ein Einzelzimmer auf, denn der Mann kann dann solange bei mir sein, wie wir es uns wünschen.

Ein Zäpfchen bekomme ich noch mit, welches ich abends vaginal einführen soll und eins, mit dem ich den Darm entleeren soll.

Dann stehen wir wieder draußen und ich bin aufgeregt.

Eine Woche und ein Tag ist es her, dass wir über unserer beiden großen verstecken Wunsch gesprochen haben und jetzt - wow! Unglaublich!

Refertilisierung - jetzt wird es ernst!

Es ist Dienstag morgen, der Wecker klingelt uns früh aus dem Hotelbett, aber mein Bauch kribbelt so doll, das an Schlaf sowieso nicht mehr zu denken ist.

Ich dusche und dann geht es los in Richtung Klinik. Der Mann begleitet mich und weicht nicht von meiner Seite. Wir sollen uns direkt auf der Station melden und werden wieder unheimlich lieb empfangen.

Dort angekommen erfahre ich, dass ich die Erste auf dem OP-Plan bin, wunderbar, dann muss ich nicht so lange warten. Ich beziehe das Zimmer und wenige Augenblicke steht die Schwester mit einem schicken OP-Hemdchen, den Strümpfen und einer Tablette im Zimmer. Ich soll mich fix anziehen, die Tablette nehmen und dann ins Bett legen. Etwas Waschzeug und meine Hausschuhe sollen nachher am Fußende abgelegt werden, damit ich im Aufwachraum frisch gemacht werden kann.

Ab jetzt fehlen meiner Erinnerung große Stücke, ich dämmerte nach der Tablette weg, der Mann packte den Kulturbeutel in den unteren Teil des Bettes und dann kamen schon die Schwestern zum Abholen. In diesem Augenblick fielen mir siedendheiß meine Schuhe wieder ein, die noch vor dem Bett standen - und ich hasse nichts so sehr, wie barfuß irgendwo laufen zu müssen. Also fahre ich hoch und in meiner Wahrnehmung war diese Aktion sehr grazil um meine Schuhe noch mit ins Bett zu holen. Die Schwestern bekamen wohl einen halben Herzstillstand, dachte sie doch, ich falle gleich aus dem Bett und auch der Mann war etwas entsetzt wegen meiner Aktion. *hi hi* Aber ich hatte alles im Griff, meinem Empfinden nach zumindest.

So wurde ich zum Aufzug geschoben und dort verabschiedete sich der Mann von mir, er wollte zuerst Frühstücken und anschließend in mein Zimmer gehen und von dort aus Arbeiten, um bereit zu sein, wenn die Schwestern ihm das versprochene "sie ist fertig"-Kommando geben würden.

Das Bett fuhr mit mir durch einige Gänge und dann standen wir in einem Vorraum. Dort sollte ich auf eine Liege wechseln und sehen, dass ich so bequem wie irgend möglich liege. Das Ganze wurde wieder sehr lieb unterstützt von Schwestern, die mit Knierollen halfen. Die Umstehenden waren schon alle ganz in Grün und ich lag auf meiner Liege und bevor ich anfangen konnte vor Kälte und Aufregung mit den Zähnen zu klappern wurde ich mit einem aufgewärmten Moltontuch zugedeckt - seeeehr schön. Noch ein hübsches Mützchen auf den Kopf - fertig.

Dann wurde ich einen Raum weiter gefahren und lag im OP - ich glaube erst hier wurde der Zugang gelegt, kann mich aber auch täuschen, denn wie gesagt, meiner Wahrnehmung fehlen ein paar Stücke. Der Narkose-Arzt kam und quatschte ein bisschen mit mir, während um mich rum schon geschäftiges Treiben begann. Ich bekam das Narkosemittel gespritzt und schwups weg war ich.

Wieder zu mir kam ich, mit wahnsinnig kratzigem und trockenen Hals in "meinem" Krankenhausbett im Aufwachraum. Angeschlossen an Monitore und mit einer Schwester, die an mir rum wuselte. Bevor ich nach meinem Bauch tasten konnte, sagte sie, ich solle noch ein wenig die Augen zu machen, es hätte alles gut geklappt. Fein, ich tastete trotzdem vorsichtig nach meinem Bauch, ein großes Pflaster bestätigte ihre Angaben - also gab es wohl doch den Bauchschnitt und damit die gute Chance auf noch ein Baby.

Das nächste Mal wurde ich wach, weil mir die Schwester sehr unsanft die Backe "tätschelte" - um genau zu sein war es schon eher.... naja, lassen wir das.

Ich hatte wohl gedacht, es wäre gemütlicher, das Atmen auf eine geringere Frequenz runter zu fahren .... damit war die Schwester nicht einverstanden, ich hatte mich aber schnell wieder im Griff.

Ich fragte, ob der Mann nicht zu mir kommen könne und sie versprach ihn zu holen, ebenso einen Tee gegen meinen rauen Hals. Der Tee kam und war eine Wohltat. Der Mann kam ebenfalls, was ich zu großen Teilen leider verschlief, aber es war ein wunderbares Gefühl, dass er da war. Gegen 15 Uhr sei der Professor wieder in seinem Büro und der

Mann könne dort mit ihm sprechen bezüglich OP-Verlauf, was ich natürlich unbedingt wissen wollte - was ich allerdings nicht mitbekam, dass der Mann dann gebeten wurde, den Aufwachraum wieder zu verlassen, da gleich eine weitere Patientin gebracht würde.

Die weitere Patientin hatte einen Kaiserschnitt, wohl mit PDA und kam mit Mann, beide waren für meinen Geschmack etwas zu laut und zu schrill und ich wollte doch nur schlafen......

Aber auch die Schwester befand, ich hätte nun lange genug meinen "Rausch" ausgeschlafen und könnte nun mal aufstehen! AUFSTEHEN? Neeee, niemals, was wird aus meiner Bauchnarbe? Die reißt sicher auf *grusel*. Außerdem bin ich noch so müde und will nicht und überhaupt. Die Schwester hatte kein Erbarmen und zottelte mich Richtung Bettrand, nahm meine Beine vor das Bett und hieß mich dann aufzustehen. Ich sagte ihr, dass dies keinesfalls gehe, da mein Kreislauf gerade... und zack hatte sie eine Flasche Franzbrandwein in der Hand, keine Ahnung woher die so plötzlich kam und ich eine GROSSE Portion davon auf dem Rücken, welchen sie heftig einmassierte .... aufgrund der plötzlichen gefühlten EISESKÄLTE durch den Franzbrandwein war mein Kreislauf wieder da - hui. "Wenn sie in ihr Zimmer wollen, müssen sie vorher mindestens einmal aufgestanden sein!" - das zog, schließlich wollte ich wieder zum Mann, ich stand wackelig, aber ich stand, vor meinem Bett. Somit hatte ich die Erlaubnis wieder in mein Zimmer umzuziehen. Die Schwestern der Station kamen und holten mich ab.

Bis zum nächsten Tag sollte der Blasenkatheter noch liegen bleiben und ab da könne ich dann sowieso aufstehen! Na wenn die meinen. Mobilisierung nennt man das wohl .... ich hatte so unheimlich Angst wegen der Bauchnaht ... meine Phantasie ging quasi mit mir einmal quer durch die Horrorabteilung und wieder zurück. Man versprach mir, die Naht hält.

Gefühlt verschlief ich noch einen Großteil der Zeit - das könnte der Mann wahrscheinlich besser beurteilen. Der Professor kam später noch vorbei und sagte mir ebenfalls, der Mann hatte mir natürlich alles erzählt, das die OP sehr erfolgreich war und er sicher sei, dass wir bald noch ein Baby bekommen würden. Ich freute mich wahnsinnig und schlief die Nacht mit einem Grinsen von einem Ohr zum anderen. Die Schmerzen hielten sich absolut in Grenzen, bzw. die Schmerzmittel halfen mir sehr gut. Ich solle die Schmerzen nicht zu groß werden lassen, denn dann sei es schwieriger, sie wieder loszuwerden. Der Mann war bis zum späten Abend bei mir und ging dann selbst irgendwann ins Hotel. Die Nachtschwester kam einige Male vorbei und sah nach mir und meinem Bauch.

Am nächsten Morgen wurde ich geweckt und nach dem üblichen Fieber messen und Tabletten austeilen wurde mir der Katheder gezogen. Ab nun sollte ich also aufstehen und auf die Toilette gehen .... da war wieder mein Kopfkino aus der Horrorabteilung. Mit Hilfe der Schwester stand ich also auf und tapste gebückt wie ein altes Mütterlein, mit einer Hand den Bauch haltend, zur Toilette. Sie freute sich sehr, denn es hätte schon so gut geklappt - na wenn sie meint. "Ab heute beginnt die Mobilisierung, damit sie morgen auch nach Hause können!"....

Der Mann kam, fast zeitgleich mit dem Professor und dieser sah sich meinen Bauch an, er war sehr zufrieden und ab sofort sollte ich also mobilisiert werden.

Durch das Gas, mit welchem der Bauch aufgepumpt worden war, hatte ich Schmerzen in den Schultern, aber sonst waren die Schmerzen absolut erträglich. Das Frühstück fiel für mich noch mal aus. Zu Mittag sollte ich etwas bekommen - inzwischen hatte ich Hunger wie ein Bär nach dem Winterschlaf, war meine letzte Mahlzeit doch am Montagnachmittag gewesen, heute war schon Mittwoch.

Den Vormittag verbrachte ich im Bett, gegen Mittag kam der Professor vorbei und fragte mich, da sie absolut keinen anderen Platz hätten, ob ich damit einverstanden sei, wenn er eine ganz liebe Frau zu mir rein legt. Klar, kein Problem. Die liebe Frau war sehr frisch schwanger, nach einer Kinderwunschbehandlung und hatte nun Blutungen. Da sie sofort da bleiben musste, sie niemanden hatte, der ihr etwas vorbei bringen könnte, bekam sie von den Schwestern die Grundausstattung.

Mittags gab es dann für mich etwas zu "essen" - öhm, Essen? Es war eine Art sehr dünner Schokoladenpudding ohne Zucker, der Hunger trieb es rein. Die Schwester mahnte mich zum Aufstehen und stieß damit beim Mann auf offene Ohren, schließlich wollte er mich morgen mit nach Hause nehmen. Er redete auf mich ein, er schimpfte auch ein bisschen, aber er schaffte es, wie immer, mich zu überzeugen, und so verbrachte ich den Nachmittag auf dem Flur laufend und konnte immer gerader laufen. Er hatte es also geschafft.

Zum Abendessen bekam ich eine Art Brokkolisuppe und auch diese trieb der Hunger runter; was ein leerer Bauch doch für Argumente hat.

Am Donnerstag kam die Visite, besah sich meinen Bauch, der für sehr gut befunden wurde und dann wurde ich mit den besten Wünschen entlassen. Ich frühstückte noch - ein Brötchen mit Marmelade - der Himmel auf Erden!

Der Mann packte meine sieben Sachen zusammen und kurze Zeit später verließen wir das Krankenhaus. Obwohl der Mann fast direkt vor der Türe einen Parkplatz bekommen hatte, kam mir der Weg vom Zimmer zum Parkplatz unendlich lang vor und ich merkte, dass ich statt meiner Bärenkräfte wohl eher die Power eines Gummibärchens hatte. Geschafft, als ich endlich im Auto saß, war ich total platt, aber glücklich nach Hause zu dürfen - wo ich noch etwas langsamer machen sollte und nicht zu schwer tragen. In zehn Tagen beim Arzt die Fäden ziehen lassen und ab sofort dürfen wir los legen.

Die Heimfahrt war beschwerlich und ich einfach nur froh, als wir es geschafft hatten. Der Mann fuhr so lieb und vorsichtig, nur keinen Kanaldeckel. Jede Bodenwelle wurde so gut es ging vermieden und auch Beschleunigung und Bremsmanöver waren immer meinem Bauch angepasst- er ist halt der Mann! Gute vier Stunden später waren wir zu Hause und ich meldete mich kurz in der Klinik - denn der Professor wollte gerne wissen, dass wir gut zu Hause angekommen sind.

Heilung und zurück in den Alltag

Am Donnerstag fiel ich nur noch erledigt ins Bett und der Mann kümmerte sich unheimlich lieb um mich.
Die WBKs (Weltbesten Kinder) freuten sich sehr, dass wir wieder zu Hause waren.
Die folgenden Tage schonte ich den Bauch und machte einfach langsam.
Duschen durfte ich auch gleich wieder - ein wunderbares Gefühl! Da heilte es sich gleich schneller.
Nach 10 Tagen sollten die Fäden gezogen werden - wieder eine ganz persönliche Horrorvorstellung von mir... hält die Narbe? Ist das so schnell wieder zusammen gewachsen? Tut Fäden ziehen weh? (Außer Zahn-OPs hatte ich noch nie das "Vergnügen")...
Mit feuchten Händen saß ich im Wartezimmer des Hausarztes und malte mir das schlimmste aus. Ich

kam dran, erklärte was ich brauchte und fragte, ob meine Angst begründet sei. Es könnte schon ziepen, teilweise auch etwas schmerzen oder ein wenig bluten. Ich legte mich flach auf die Liege und atmete möglichst ruhig. An beiden enden der Naht waren wie kleine Perlen angebracht, aus denen ein Ende des Fadens ragte. Der Doc knipste eine Perle auf und zog langsam und vorsichtig an der anderen Perle. Ich fühlte etwas Kitzeln und leicht ruckeln, was aber im Vergleich zu meiner Vorstellung harmlos war! Ich traute mich nicht zu zu sehen und war sehr erstaunt, als er sagte "fertig, Sie haben es schon geschafft!". Ui! So schnell?

Er erklärte mir, dass es meist dann schmerzt, wenn der Faden länger als geplant drin bleibt, auch die Art von Faden, die verwendet wurde, sei wenig anfällig um ein zu wachsen.

Etwas vorsichtig stand ich auf, aus Angst, ob die Narbe halten würde, jederzeit bereit, meine Innereien aufzufangen - auch das hielt.

Inzwischen tat es kaum mehr weh, ab und an ein Ziepen, oder ein Stechen bei zu großer Anstrengung, sonst alles wunderbar.

Da der Bauch durch die Schwangerschaften und die OP nicht mehr knackig frisch und superstraff ist, die leichte Schwellung der Operation ihr Übriges dazu tat, besorgte ich mir eine Miederhose für längere Strecken zu Fuß und um wieder mit dem Joggen beginnen zu können. Das erleichterte es mir, denn zum einen wurde der Bauch so vor ziependen Erschütterungen geschützt und zum anderen gab es mir ein sicheres Gefühl.

Nach ein paar Übungsläufen klappte es wieder - auch von der Kondition.

Es war so weit also alles wieder gut.

Ob die OP erfolgreich war?

Im März 2012 fand die Refertilisierung statt, der Professor war sich sicher, dass ich in den nächsten 6-9 Monaten einen positiven Schwangerschaftstest in den Händen halten würde und legte mir ans Herz, dann möglichst bald einen Termin beim Frauenarzt zu vereinbaren, um eine Eileiterschwangerschaft aus zu schließen.

April und Mai war alles ganz normal, mein Zyklus zeigte sich vollkommen unbeeindruckt von der Operation und war pünktlich wie eh und je.

Wie bereits erwähnt bin ich ein eher mäßig geduldiger Mensch und konnte natürlich kaum abwarten ob meine Tage kommen oder nicht.

Ich bestellte mir also quasi direkt nach der OP bei

einem großen Internet-Auktionshaus einen großen Grosspack 10-er Schwangerschaftsfrühtests und testete bereits zwei Tage vor Fälligkeit meiner Periode. Dachte ich doch, ein negativer Test wäre nicht so enttäuschend wie eine einsetzende Blutung. Im Nachhinein kann ich sagen, beides ist genau gleich enttäuschend, aber das will man in der Situation natürlich eh nicht hören. Lieber Mann ich danke Dir für deine Geduld und dein Verständnis. ;o)

Im Juni besorgte ich mir eine App fürs iPhone zum Temperatur messen - die App rechnete mit der Temperatur und den anderen gewünschten Angaben den Eisprung aus.... ich freute mich Königlich, denn einen Eisprung hatte ich also - perfekt, toller Körper!

Der Mann hatte zudem ein einsehen mit meiner Ungeduld und befand, ein clearblue sei eine Anschaffung wert. Auch den bestellte ich mit einer 4-er Monatspackung-Teststäbchen.

Clearblue und die App zeigten ab sofort beide parallel den Eisprung an.

Schwanger! Trimester Eins

Was ist denn jetzt los?

Ende September, die letzte Packung Teststäbchen des Clearblue ist aufgebraucht und meine Tage müssten bald losgehen.

Meine obligatorischen Pickel sind schon da, auch das ziehen im Bauch.

Bei 3-2-1-meins suche ich schon nach Teststäbchen-Nachschub, finde aber noch kein passendes Angebot und vertage die Bestellung.

Der Mann ist wieder unterwegs um die Welt zu retten und ich tapse morgens ins Bad, greife mir einen Schwangerschaftstest, mache ihn, sehe kurz zu, wie sich das Feld befeuchtet, und lege ihn wieder mal enttäuscht auf die Ablage im Bad.

Das Morgenprogramm der Kinder nimmt mich in Beschlag und somit hält sich die Enttäuschung in Grenzen, sagt mein Körper mit den typischen PMS-Beschwerden doch schon voraus, dass die Tage in Kürze losgehen.

Die Kinder sind in der Schule und ich gehe ins Bad, mache mich fertig und greife den Teststreifen um ihn im Abfall zu entsorgen.

Einen kurzen Moment starre ich auf das Testfeld, wenn ich genau hinsehe .... aber nein, ich muss mich täuschen!! Ich setze mich auf den Rand der Badewanne und versuche das Ergebnis ein zu ordnen. Da ist doch ... oder nicht? Ganz zart ... fast unsichtbar ... eine zweite rosa Linie!?

Ich sage mir laut vor, dass das Testergebnis nach 10 Minuten ungültig und die Linie sicher eine Verdunstungslinie ist ... bestimmt...!!!?!!!

Meine Hände zittern noch immer, als ich versuche, ein Foto des Teststreifens zu machen. Nach mehreren Anläufen ist es erfolgreich und ich sende es dem Mann - ich muss wissen, ob auch er was sieht oder ob ich halluziniere ...

Ich warte etwa 30 Sekunden, er meldet sich nicht auf das Bild .... ob er in Ohnmacht gefallen ist? Es noch nicht gelesen hat? Es vielleicht nicht ankam?

Weitere 30 Sekunden zwinge ich mich weiter zu warten, dann kann ich nicht anders und greife zum Hörer.

Ich erwische ihn bei der Anfahrt zum Kunden und bitte ihn rechts ran zu fahren und dringend das Foto zu sichten.

Er fährt rechts ran und guckt, ich höre ihn breit Grinsen und dann "ja, dann sage ich mal herzlichen Glückwunsch" - er strahlt und ich auch - quasi einmal rundum!

Weil ich nicht nur ein ungeduldiger, sondern auch ein ungläubiger Mensch bin, schließlich waren die zehn Minuten des Testergebnisses schon lang überschritten, mache ich sicherheitshalber noch zwei weitere Tests. Einen Frühtest und einen normalen - leider habe ich keinen Morgenurin mehr, was den Tests aber herzlich egal ist, denn sie sind beide sowas von sofort positiv und ich Tänze eine runde durchs Badezimmer!!!

Ich freu mich, sooooo sehr!

Es hat geklappt, trotz aller Widrigkeiten und alles hat sich gelohnt!

Jetzt weine ich erstmal ein wenig, aber vor Glück und Überwältigung.

Toll, wir werden nochmal Eltern, bekommen noch ein Baby!!!

Unglaublich, toll, Wahnsinn und doch Wirklichkeit!

Eine kleine Blase

Das der Test positiv angeschlagen hat ist immer noch so unwirklich, es kann doch gar nicht, oder doch? Ich beobachte meinen Körper ganz genau, jedes Zipperlein. Wächst der Busen? Huch, was war das? Das fühlte sich doch an als ob es anfinge zu bluten? Ich rannte im gefühlten fünf Minuten-Takt zur Toilette um auszuschließen, dass es doch blutet. Es blutete nichts, rein gar nichts und auch die Pickel, die ich fälschlicherweise für PMS gehalten hatte, verflüchtigten sich ins Nichts und machten für eine wunderbar samtige Haut Platz. Eine Haut, wie ich sie bisher von keiner Schwangerschaft kannte, bisher war mein Gesicht immer von oben bis unten voll kleiner Pickel und Pusteln. Der Tag, an dem meine Periode einsetzen sollte verstrich einfach so…. Wunderbar!

Ich rief bei meinem Frauenarzt an um einen Termin zu machen, schließlich sollte ich relativ flott nachsehen lassen, ob sich das kleine Wunder auch dort einnistet, wo es sich am besten gemütlich machen kann – nämlich _in_ der Gebärmutter.

Eine gute Woche später hatte ich meinen Termin bekommen.

Nach kurzer Wartezeit wurde ich ins Sprechzimmer gebeten – hatte ich mich doch beim letzten Mal mit den Worten "dann entweder bis zur nächsten Krebsvorsorge, oder bis zur Bestätigung einer Schwangerschaft!" Verabschiedet. Da stand ich also ziemlich genau ein halbes Jahr nach dem letzten Termin vor meinem Frauenarzt und als ich ihm erklärte warum ich hier bin und das ich die

Refertilisierung doch hatte machen lassen, klappte er ein wenig mit dem Mund.

Ganz geglaubt hat er mir scheinbar nicht, denn nach kurzer Schnappatmung hatte er sich schnell wieder gefasst und sagte "na dann wollen wir mal nachsehen, ich glaube zwar nicht das man überhaupt schon etwas sehen kann, aber aufgrund des hohen Eileiterschwangerschaftsrisikos sollten wir es wenigstens versuchen."

Gespannt wie ein Flitzebogen saß ich auf dem Stuhl und starrte den Bildschirm mit dem grauweißen Schneegestöber an….. schon beim Einführen der Ultraschallsonde konnte ich etwas schwarzes erkennen, ganz kurz zwar, aber ich hatte etwas entdeckt. Er drückte etwas hin und her und schwups, da war es schon wieder! Hah, ich hatte es gesehen, ganz genau. Auch wenn er nichts sagte und ich auch seiner Miene nichts entnehmen konnte, _ich_ hatte etwas gesehen!

"Es besteht eine Schwangerschaft, nur ob sie intakt ist, das sehen wir natürlich heute noch nicht!"

Total freudig stieg ich vom Stuhl, zog mich wieder an und schwebte erneut ins Sprechzimmer. Er redete von Risikoschwangerschaft, schließlich sei ich 36 Jahre alt, da müsse man genauer über-

wachen und alles sei nicht mehr so einfach.....
außerdem müsste man in zwei Wochen noch mal
nachsehen ob sich aus der Fruchthülle eine
Schwangerschaft entwickeln würde. Die Sprechstundenhilfe nahm mich in Empfang und führte
mich in ein kleines Nebenzimmer, in dem sie mir
verschiedene Vitamine und deren Vorzüge erklärte
und mir ein paar Probepäckchen von einigen mitgab – der Vermerk, dass ich diese alle sehr günstig
bei ihnen erwerben könne und das es, vorallem in
meinem Alter, unverantwortlich sei, ohne diese
Pillen schwanger zu sein.

Seit der Refertilisierung nahm ich regelmässig
Folsäure, was ich natürlich weiter tat, aber sonst
nahm ich rein gar nichts. Auf eine gesunde, ausgewogene Ernährung achtete ich sowieso schon,
für meinen Geschmack waren die Vitaminpräparate
zu viel des Guten – sie helfen vor allem dem Geldbeutel des Verkäufers.

So schwebte ich auf meiner rosa Wolke nach
Hause und erzählte dem Mann alles, was der Arzt
gesagt hatte – auch er war einer Meinung mit mir –
so landeten die Probepäckchen der Vitamine in der
Restmülltonne.

Die Meinung bzgl. meines Frauenarztes hatte
sich leider noch weiter ins negative gefestigt – ich

dachte dringend über einen Arztwechsel nach – leider ist er auch Belegarzt in dem Krankenhaus, welches für eine Geburt von der Entfernung her, am ehesten in Frage kommt.

Wie wohl die Kinder reagieren?

Der Mann und ich beratschlagen, wann ein guter Zeitpunkt wäre, es den Kindern zu sagen. Nun sind sie ja nicht mehr so klein und außerdem haben sie ein sehr gutes Gespür dafür, wenn etwas "im Busch ist".

Ich bin trotzdem dafür, wenigstens den nächsten Frauenarzttermin abzuwarten, sollte es doch nicht gut gehen…. Der Mann ist dafür es ihnen sofort zu sagen, zum einen können sie sich dann auch gleich mitfreuen und zum anderen würden sie es sowieso mitbekommen, wenn dann tatsächlich etwas nicht in Ordnung wäre.

Gut, wir sagen es ihnen gleich, schließlich warten sie ja auch schon seit der Refertilisierung und hatten wirklich ein so wunderbares Taktgefühl nicht ständig zu fragen "Und? Hat es endlich geklappt" oder Ähnliches. Ab und an kam mal eine Nachfrage, ob es etwas Neues gäbe – tolle Kinder, die WBK´s halt – die weltbesten Kinder!

Wir kaufen für jede eine kleine bunte Schachtel, in einem Wollgeschäft für jede ein Paar kleine gestrickte Schühchen und wir drucken einen Brief vom Storch aus, indem der Storch verkündet, dass mit einer Anlieferung des Geschwisterchens Anfang Juni 2013 zu rechnen sei. Dazu lege ich in jedes Päckchen einen positiven Schwangerschaftstest.

Wie jeden morgen kommen sie verschlafen zum Frühstück, der Tisch ist bereits gedeckt und auf jedem Platz steht eine kleine Schachtel – sie setzen sich zum Frühstück und gucken erstmal etwas verdattert. "Haben wir einen Geburtstag verpasst??" – Nein…

Der gerollte und auf das Päckchen gebundene Brief wird abgefriemelt und aufgerollt. Beim Lesen breitet sich erst ein noch verdatterterer, dann aber sofort ein strahlender Blick auf den Gesichtern aus. Das Jubeln ist wohl noch in weiter Nachbarschaft zu hören und als sie uns in den Armen liegen, wird uns sofort ein Loch in den Bauch gefragt…

Von Müdigkeit keine Spur mehr, nur noch große Freude – wir strahlen alles von einem Ohr zum anderen und dann entbrennt die erste Diskussion darüber, was es wohl wird und was es sein soll.

Lieber Herr Storch,

für besonders ungeduldige Kunden, sollten Sie dringend über eine Lieferzeitverkürzung nachdenken! ;o)

Liebe Grüße aus Ungeduldshausen

Ist das Luxus-Apartment bezogen?

Seit März stand nun also wieder mein Luxus-Einzimmer-Apartment mit Whirlpool, Streichelmassage und All-Inklusiv-Betreuung bezugsfertig leer und wartete auf eine/n Mieter/in für gut neun Monate.

Der Frauenarzt war beim letzten Mal ja eher verhalten positiv, zu Hause freuen sich dafür alle schon mal im Voraus… nun ist also der Tag da, an dem wir sehen ob das kleine Krümelchen auch dorthin eingezogen ist, wo das Apartment leer steht.

Mit schweißnassen Händen sitze ich im Wartezimmer und heute dauert es besonders lang bis ich dran komme, im Sprechzimmer fasse ich mich kurz, will ich doch schnell sehen ob und überhaupt….

Ich sitze auf dem Stuhl und der Doc bereitet den Ultraschall vor – einatmen, ausatmen, einatmen, ausatmen, ganz ruhig…..

"Ja, das sieht doch schon mal gut aus!" Das wird mein Spruch des Tages!

Juhuuuu, es ist eingezogen, es hat sich eingerichtet in dem für es ganz allein bereit gestellten Luxusapartments!

Es ist da!

"Ob es nur eins ist, werden wir beim nächsten Mal sehen!"

"Das die Schwangerschaft bestehen bleibt, kann natürlich keiner garantieren!"

"Haben Sie sich schon für ein Vitaminpräparat entschieden, diese tragen zu einem verminderten Risiko bei!"

"Über die Fruchtwasseruntersuchung sprechen wir dann beim nächsten Mal!"

All diese Sätze überhöre ich einfach und gehe ganz und vollkommen in Freude und Glück auf! Kaum aus der Praxis schicke ich dem Mann ein Bild von unserem wunderbaren Baby!

Hilfe, mir ist sooo schlecht!

Die ersten sieben Wochen sind geschafft und langsam schleicht sich eine Übelkeit ein, eigentlich war ich vorbereitet, hatte ich diese heftige Übelkeit, die nicht nur morgens auftritt, schon bei allen anderen

Schwangerschaften. Nicht ganz, denn in der Schwangerschaft, die in der 14. Woche mit einer Fehlgeburt endete, war mir überhaupt nicht schlecht.

Ich versuche es mit ignorieren, so tun als sei nichts, was nicht besonders erfolgreich ist. Zudem habe ich einen grauenvollen Geschmack im Mund, sauer und bäh. Ich fühle mich krank, mir ist Dauerübel und auch nach dem Erbrechen ist mir, leider nicht besser – wie von vielen anderen Schwangeren beschrieben.

Bitte nicht schon wieder heftige Schwangerschaftsübelkeit mit Erbrechen bis zur Galle. Mein Kreislauf verabschiedet sich auch und ich liege den überwiegenden Teil des Tages im Bett/auf dem Sofa und fühle mich wie ausgespien.

Die Kinder und der WBK umsorgen mich total liebevoll. Eines morgens, als ich aufstehe und schon alle das Haus verlassen haben, klebt ein Post-it der Kinder am Kühlschrank: "Vorsicht beim öffnen, riecht sehr nach Brokkolisalat!". Der Mann biegt an seinen Terminen rum, um möglichst viel hier zu sein. Kocht und kümmert sich um alles.

Ich nehme Kontakt mit einer Hebamme auf, die mir dann Fußreflexzonenmassage anbietet. Obwohl ich wahnsinnig empfindliche und kitzelige Füße habe, nehme ich an, klammere mich an diesen Strohhalm und fahre die 40 Minuten in die Praxis – neben mir auf dem Beifahrersitz steht eine Schüssel – ohne die ich inzwischen nirgendwo mehr hingehe. Die Reflexzonenmassage ist wahnsinnig unangenehm, aber ich hoffe so sehr, es hilft. Als ich nach Hause komme fragt der Mann noch in der Türe "und? wie war es? Hat es Dir geholfen?" – als Antwort halte ich mir die Schüssel vors Gesicht und übergebe mich direkt hinein. Ich bin fix und fertig und der Mann nimmt mir die gebrauchte Schüssel ab und verfrachtet mich mit einer neuen Schüssel ins Bett.

Der Mann liest wieder Internet leer und findet einen Artikel, das niedriger Blutdruck Mitverursacher von Schwangerschaftsübelkeit sein kann – dagegen könnten Kompressionsstrümpfe helfen. In einem Sanitätshaus lasse ich mir Strümpfe anfertigen und kaufe ein Blutdruckmessgerät – die Messungen ähneln einander – egal ob morgens, mittags oder abends gemessen wird, der obere Wert übersteigt seltenst die 100.

Auch die Strümpfe helfen nicht.

Die meiste Zeit des Tages verbringe ich im Bett, oder auf dem Sofa liegend, Füße hoch und Schüssel griffbereit. Abends wird es oft besonders schlimm und daher richte ich mich dann meist im Bad häuslich ein. (Teilweise stundenlanges Umarmen, bzw. davor sitzen, da sollte man wenigstens weich knien).

Ich versuche regelmäßig, kleine Portionen zu essen, aber mein Magen rebelliert bei allem. Das Gefühl der Übelkeit begleitet mich durchgehend.Kaffee zum Frühstück lasse ich lieber ganz bleiben – als Ersatz gibt es lauwarmes Wasser und trockenes Brot, um dem Magen quasi ein Friedensangebot zu unterbreiten.

Nachdem ich wieder so gut wie alle Flüssigkeit gebrochen habe, rufe ich beim Arzt an und erkläre am Telefon mein Problem. Ich werde mit dem Arzt direkt verbunden und erkläre, dass ich kaum Flüssigkeit bei mir behalten kann – inzwischen mache ich mir und besonders der Mann sich, Sorgen.

Ich soll Vomex nehmen und sollte es nicht besser werden, mich wieder melden.

Vomexzäpfchen werden sofort aus der Apotheke organisiert und ich nehme es. Der Magen bleibt absolut unbeeindruckt und schickt weiterhin alles umgehend zurück, was durch den Mund hereinkommt. Zu allem Überfluss bekomme ich von den Zäpfchen heftigen Durchfall und werde dermaßen müde, dass ich quasi auf der Toilette einschlafe.

Da die Zäpfchen überhaupt keine Linderung brachten, rufe ich am nächsten Tag wieder beim Arzt an und bitte um Hilfe. Ich bekomme ein Rezept für MCP-Tropfen und diese soll ich 3 mal am Tag, jeweils 15 Tropfen nehmen. Abends noch ein Vomex – vielleicht lieber als Dragee.

Ich nehme die Tropfen und es wird besser, das "Übelkeitsgefühl" bleibt zwar weitestgehend erhalten, genau wie die extreme Geruchsempfindlichkeit, aber das Erbrechen ist sehr selten geworden. Ja, so lassen sich diese Wochen aushalten! Ich nehme wieder am Leben und an meiner Familie teil und doch bleibt ein kleines schlechtes Gewissen dem Baby gegenüber. Aber der Arzt hat mir versichert, dass dem kleinen Bauchzwerg nichts geschehen wird, durch die Medikamente.

In Woche 13 fange ich an, die Tropfen langsam zu reduzieren, sofort weglassen geht nicht, da ich dann wieder spucken muss, aber ich komme mit weniger Tropfen aus und das abendliche Vomex kann ich schon eine Weile weglassen!

Zwei Wochen schleiche ich die Tropfen aus und kann seit der 15 Woche komplett ohne Tropfen über den Tag kommen. Manchmal ist mir noch schlecht, aber nichts im Vergleich zu der wirklich schlimmen, oder sollte ich besser "üblen" Zeit sagen?

Schwanger! Trimester Zwei

Vorsorge Woche 12 und Hebammensuche

Wieder steht ein Vorsorgetermin an, eine der drei großen Ultraschalluntersuchungen steht gleich mit auf dem Programm und deshalb hat der Mann sich frei genommen, um mich zu begleiten. Wir freuen uns beide sehr darauf, den Krümel zu sehen.

In der Praxis angekommen sollen wir noch einen Moment im Wartezimmer platz nehmen. Dann werde ich zum Urin abgeben, Blutdruck und Gewicht messen gerufen.

Da mir im Augenblick gegen das Übergeben und das Schlechtgefühl nur zwei Dinge wirklich gut helfen, die Tropfen und etwas zu Essen, zieht die Sprechstundenhilfe wegen der 3 zugenommenen Kilos gleich mal die Augenbraue steif nach oben – ich muss nicht extra erwähnen, das sie selbst ein blonder Hungerhaken erster Güte ist? Egal, ich freu mich auf Baby-TV, da kann mir eine hochgezogene Augenbraue doch mal gar nichts!

Nach weiterer kurzer Wartezeit dürfen der Mann und ich also ins Sprechzimmer, nach ein paar einleitenden Sätzen des Arztes, darüber dass wir ja nun die ersten kritischen 12 Wochen überstanden und somit aus der schlimmsten Gefahrenzone raus wären, darf ich mich "untenrum frei machen" – der Mann soll bitte noch im Sprechzimmer sitzen bleiben, bis der Arzt ihn ruft. Ähm? *grübel* glaubt er, der Mann hat mich noch nicht nackt gesehen? Egal.

Ein kurzes Bauchdrücken und Spekulum rein/raus später wird der heiß ersehnte Ultraschall angeworfen….. und der Mann darf nun auch dazu kommen. Gespannt wie ein Flitzebogen liege ich und gucke gespannt auf den Bildschirm.

Flimmern und schwups, da ist es, unser Baby, sowohl über das Gesicht des Mannes, als auch über mein Gesicht legt sich ein Lächeln. Ich erwarte einige Erklärungen des Arztes und freue mich schon auf das Vermessen.

"Das hier ist der Herzschlag und hier sehen wir auch, es ist nur eins!" – mit diesen Worten zieht er den Ultraschallstab heraus und bittet mich, mich wieder anzuziehen. Häh? Bin ich im falschen Film? Verdattert steige ich vom Stuhl und tue wie verheißen.

Kaum hinter dem Vorhang verschwunden tönt laut die Frage zu mir durch:

"Und haben Sie schon den Termin zur Fruchtwasseruntersuchung?" –

"Äh nein, darüber wollten wir doch erst noch sprechen!?"

Ich sitze, wieder angezogen, mit dem Mann vor dem Schreibtisch des Arztes und er sagt, in meinem Alter wäre so eine Fruchtwasser-Untersuchung unheimlich wichtig und die dafür spezialisierten Ärzte würden nicht nur auf mich warten, ich solle mich mit einem Termin also mal beeilen.

Meine Rückfrage, dass ja doch auch ein Risiko bestünde, dabei eine Fehlgeburt zu erleiden, wird damit abgetan, dass er dies in seiner ganzen Zeit als Frauenarzt noch nie erlebt habe!

Zumindest eine Nackenfaltenmessung mit Blutuntersuchung sollte ich machen lassen, danach könne man immer noch weiter sehen!

Ich sitze wie vom Donner gerührt und fühle mich augenblicklich als Rabenmutter, die nicht das beste für ihr Baby möchte. Kurze Zeit später stehen der Mann und ich mit einer Broschüre für die Klinik, in der die vom Arzt für gut befundenen Untersuchungen gemacht werden, vor der Türe. Ich bin den Tränen nahe.

Der Mann nimmt mich in den Arm und sich den Rest des Tages frei, wir durchsuchen das Internet, und der Mann bringt mich wieder auf die richtige Spur. Wir möchten dieses Baby, egal ob es behindert ist oder nicht. Wir benötigen keine Wahrscheinlichkeitsrechnung darüber, wie hoch die

Möglichkeit auf Down-Syndrom ist – denn was machen wir mit dieser Wahrscheinlichkeit? Bei hoher Wahrscheinlichkeit würde man im Normalfall dann doch eine Fruchtwasseruntersuchung machen – all das wollen wir nicht. Das Baby hat sich uns als Eltern ausgesucht und wir freuen uns auf dieses Baby! Punkt!

Wir werden ihm weder Löcher in die Wohnung stechen lassen, noch ausrechnen lassen wie hoch die Möglichkeit auf ein behindertes Kind ist, denn für uns gibt es eben nicht die Möglichkeit das Baby töten zu lassen, sollte es nicht den Erwartungen eines gesunden Babys zu entsprechen und daher können wir uns auch einfach überraschen lassen und darauf vertrauen, dass alles gut wird!

Ende der Diskussion. Wer A (wie Fruchtwasseruntersuchung) sagt, muss auf B (wie weitere Konsequenzen) sagen können und wollen – und bereit für diese zu sein. Wir sind es nicht, wir freuen uns auf unser Baby und möchten das nicht überschatten von Eventualitäten und vielleicht falschen oder verunsichernden Ergebnissen.

Und nebenher bietet er uns noch seine unterschiedlichen Ultraschall-Paket-Modelle an, wenn man mehr als die üblichen Ultraschalluntersuchungen haben möchte, kostet dies natürlich extra. Es gibt verschiedene Modelle, aus denen man frei wählen kann. Eine Geschlechtsbestimmung ist natürlich auch nicht kostenfrei und wird nicht von der Kasse übernommen. Ich grüble noch darüber, was daran so teuer ist, denn beim zweiten großen Screening müsste man ja schon sehen, was es wird, und es ist letztlich ja nur ein Satz zu sagen "Es wird ein...... " – und das wird nicht von der Kasse übernommen? *grins*

Doch eins hat dieser Tag uns sehr deutlich gezeigt: Dieser Arzt ist nicht unser Arzt, wenn es denn überhaupt einen Arzt gibt, der das sein könnte..... wir möchten dieses Baby entspannt erwarten uns liebevoll und voller Liebe darauf freuen und nicht verunsichert und eingeschüchtert werden.

Dass wir eine liebe Hebamme möchten, die Teile der Vorsorge übernimmt, war uns vorher schon klar und das eine Hausgeburt ein Traum wäre auch. Jetzt wird es dringend Zeit, dieses Vorhaben um zu setzen, denn das heute war eindeutig die letzte Vorsorge, die von diesem Arzt durchgeführt wurde – vielleicht sogar die letzte ärztliche Schwangerschafts-Vorsorge überhaupt!

Die Hebamme, die die Fußreflexzonenmassage durchgeführt hat, möchte meine bisherigen

Geburtsberichte aus der Klinik lesen um dann zu entscheiden, ob sie sich mit mir/mit uns eine Hausgeburt vorstellen kann. Das Problem ist außerdem, sie hat in der Nähe unseres Geburtstermins einen runden Geburtstag und hat Sorge, das Baby könnte sich diesen Termin aussuchen.

Ich fordere die Geburtsberichte an und nach einigem hin und her mit der Klinik bekomme ich sie zugesandt. Die Hebamme und ich machen einen Termin und gehen die Berichte durch. Da ich leider bei allen bisherigen Geburten relativ viel Blut verloren habe, da die Plazenta sich immer etwas Zeit ließ, schlussendlich aber doch immer allein gekommen ist, hat die Hebamme Bedenken mit einer Hausgeburt. Wenn ich mich aber für ihr Geburtshaus entscheide, indem sie dann a,) nicht alleine wäre, b.) die Hebammen Schichten haben und somit auch das Geburtstagsproblem gelöst sei (ich mir also nicht aussuchen kann, bei welcher ich entbinden möchte), dann könnten wir das machen.

Ich finde das Geburtshaus sehr schön, aber eine Anfahrt von im Bestfall 45 Minuten schreckt mich ab – mit Wehen eine so lange Autofahrt…. Nein, Lieber nicht! Sie versteht meine Argumente, ich die ihren, wir verabschieden uns ganz lieb und sie gibt mir noch zwei Adressen mit auf den Weg von Hebammen, die mir vielleicht helfen könnten.

Und so stehen wir wieder ganz ohne Hebamme da – besonders ohne Hausgeburtshebamme.

Der Mann durchsucht das Internet und fischt alle Hausgeburtshebammen in einem Radius von 1 Autostunde Entfernung heraus – dazu liest er alle dazugehörigen Internetseiten durch und stellt mir dann eine Zusammenfassung vor – oh ich liebe diesen Mann, der niemals nicht den Kopf hängen lässt, oder in den Sand steckt, sondern aus den ihm in den Weg geworfenen Steinen anfängt, Häuser zu bauen.

Eine Hebamme sticht mir besonders ins Auge und der Mann ruft sie sofort an und vereinbart mit seinem Telefoncharme einen Termin für den gleichen Nachmittag. Die Hebamme ist eigentlich gerade auf dem Weg in eine weiter entfernt liegende Region (250km), in der sie in den nächsten Tagen eine Hausgeburt erwartet und solange dort eine Ferienwohnung bezieht – sie nimmt sich trotzdem noch gute 1,5 Stunden Zeit für ein Gespräch mit uns in ihrer Praxis.

Erstes Gespräch mit der neuen Hebamme

Meine leise Traurigkeit über die Absage der ersten Hebamme ist abgeklungen und wir treffen uns mit der neuen Hebamme, die sich kurzfristig einen Termin für uns einräumt – das finde ich ja schon mal ganz große Klasse.

Wir sitzen in ihrer Praxis und unterhalten uns 1,5 Stunden, diese vergehen wie im Flug und ich bin überrascht, wie viel Zeit vergangen ist.

Sie hört sich an, was für Wünsche und Vorstellungen wir haben, lauscht ebenfalls meinen Ausführungen über meinen (bisherigen) Frauenarzt und erzählt uns dann, was möglich ist, was sie uns anbieten kann und sieht sich am Ende noch meine mitgebrachten Geburtsberichte an.

Der Mann, der dabei sitzt und mich beobachtet freut sich leise, denn ich habe sehr schnell einen Draht zu dieser Frau gefunden, finde ihre Unkompliziert- und Direktheit wunderbar und strahle wie ein Honigkuchenpferd.

Ich sage ihr, welch gutes Bauchgefühl – in diesem Fall wohl das Wichtigste – ich habe und wie sehr und gut ich mir eine Geburt mit ihr vorstellen kann. Wahrscheinlich denken die Manche, das man nach einer guten Stunde Gespräch keine solche Entscheidung treffen kann, aber der Funke ist einfach über gesprungen. Es passt!

Nun kommt der schwierige Teil, mein Geburtszeitraum – sprich ihre Rufbereitschaftszeit – fällt genau in ihren (noch nicht fertig geplanten) Familienurlaub…. Sie muss erst mit ihrer Familie abklären, wie man das zusammen bringen könnte. Ein bisschen falle ich in mich zusammen, etwas Sorge und Angst, alles passt so gut, sagt sie auch ab? Sie verspricht mit ihrer Familie zu sprechen und sie ist sich sicher, wir finden eine Lösung – sie ist so zuversichtlich und ich entspanne mich augenblicklich wieder. Es wird eine Lösung geben, es muss, dafür passt es zu gut.

Sie fährt nun also erst mal zu ihrer geplanten Geburt und will sich im Anschluss daran melden. Die Frau, zu der sie nun fährt, hat vor zwei Jahren noch in unserer Gegend gewohnt und möchte ihr zweites Kind wieder mit dieser Hebamme zur Welt bringen – für mich auch ein gutes Zeichen. Wie sich später raus stellt, war diese Frau ebenfalls bei meinem Frauenarzt und mit ihm genauso unzufrieden wie ich.

Eine Hausgeburt rückt in greifbare Nähe! Wie wunderbar!

Junge oder Mädchen, Mädchen oder Junge…

Derweil entbrennt zu Hause die große Diskussion darüber, ob das Baby ein Junge wird, oder ein Mädchen. Die Stimmen in der Familie sind geteilt und etwa halbe halbe, wobei der Mann sich eher raus hält und nur dann mit einer Stimme einspringt, wenn das Gleichgewicht an Stimmen nicht mehr passt.

So ruft die eine "aber ich habe eine so süße Mütze für einen Jungen gesehen!" Und die andere hält dagegen "aber im Katalog xyz habe ich eine so schöne Jacke gesehen und die ist nur für Mädchen!"

Ich bin eher auf ein Mädchen festgelegt, aber eher weil ich das Gefühl habe mich mit dieser Thematik "auszukennen" – wie wickelt man einen Jungen? Kann ich zusehen, wie er einen Baum hochkraxelt? Kann ich mich stundenlang dazu stellen, wenn er zusehen möchte, wie der Bagger baggert? Kann ich im Gegensatz zu meiner Schwiegermutter einen Sohn loslassen und eine gute Schwiegermutter sein? Es sind so viele Dinge, die ich glaube, bei einem Mädchen besser zu können. Egal ob Puppenküche, oder Puppenkind…. Ich hatte es selber schon durchspielt, und so viele Stunden mitgespielt und auch Pubertät haben wir mit Mädchen schon er- und durchlebt.

Wir werden sehen…..

Alle sind gespannt wie Flitzebogen und wüssten gerne, was es denn werden wird. Die Kinder sind schwer entsetzt bei dem Gedanken daran, sich komplett überraschen zu lassen *lach* – "Waaaaaas? Solange können wir doch nicht warten!"

"Waaaaaas? Wollt ihr es euch wirklich nicht sagen lassen?"

"Ihr lasst doch bestimmt noch einen Ultraschall machen, da könnte man doch sehen, was es wird…. bitteeeee!" *großer Kinderkulleraugenaufschlag*

Vorsorge mit der Hebamme

Die Mädels sind aufgeregt und gespannt was bei so einer Vorsorge wohl passiert. Ich genieße es sehr, dass die Hebamme nach Hause kommt, in unser Nest. Kein stundenlanges rumgesitze auf unbequemen Wartezimmerstühlen. Alles ganz unkompliziert.

Wir haben gegen 17 Uhr vereinbart, damit auch die Große nach der Schule dabei sein kann.

Die Hebamme kommt und wir setzen uns gemütlich an den Tisch, trinken etwas zusammen und quatschen während dessen darüber wie es so geht.

Die beste Nachricht zu Anfang, die Hebamme konnte mit ihrer Familie die Urlaubssituation klären und für alle eine gute Lösung finden – sie übernimmt unsere Hausgeburt, ich bin nur glücklich!

Die Kinder sitzen gespannt wie Flitzebögen dabei und harren der Dinge, die da gleich geschehen mögen. Wir füllen noch einiges an Papierkram aus und dann hole ich den bereit gelegten Mutterpass. Heute beginnt die 17. Woche und ich erzähle, das ich das Baby schon eine ganze Weile spüren kann. Jetzt, wo ich drüber nachgrübele und mit dem Mann nachrechne, bin ich selbst erstaunt, denn es macht sich bereits seit der 13 Woche bemerkbar.

Die Kinder werden total lieb mit ins Gespräch einbezogen und es ist so eine vertraute, ruhige Stimmung, Hektik und sterile Atmosphäre haben hier rein gar nichts zu suchen – wunderbar!

Wir ziehen auf das große Sofa um und dann wird der Bauch vermessen. Die Hebamme erklärt den Kindern, was sie misst und wie die Hebammen früher, als es noch keinen Ultraschall gab, die

Schwangerschaftswoche ermessen haben – sie lauschen gebannt. Als die Hebamme dann erklärt, man könne kurz vor Geburtsbeginn sogar ermessen/errechnen wie schwer das Baby etwa wird, hält es die Jüngste nicht mehr auf dem Sofa, sie möchte sofort ausrechnen, wie schwer unser Baby jetzt ist. Aber da muss sie sich noch etwas gedulden, wird ihr erklärt.

Jetzt wird es noch spannender, denn das mobile Herztonmessgerät kommt zum Vorschein, bisher hatten die Kinder noch keine Möglichkeit die Herztöne des Babys zu hören. Nach kurzer Suche und meinem Hinweis, dass ich glaube es sitzt links, denn dort spüre ich es meistens, haben wir die Herztöne gefunden und es galoppiert eine wilde Schar kleiner Pferdehufe durchs Wohnzimmer – natürlich nicht wirklich, aber es hört sich so an. Tränen stehen den großen Schwestern vor Glück und Rührung in den Augen und als ich das sehe, kann auch ich meine Augen nicht ganz trocken halten – wie es wohl wird, wenn das Baby da ist? *lächel*

Nachdem die Herztöne ausreichend belauscht wurden und auch Notizen darüber gemacht wurden, welche Frequenz das Herz des kleinen Wunders in meinem Bauch schlägt, sagt die Hebamme "Ich glaube, dann haben wir es genug gestört, lassen wir es wieder in Ruhe".

Die Lage der Gebärmutter wird noch ertastet und sie ist sehr zufrieden damit. Nun noch der Pipitest, bei dem ebenfalls alles im grünen Bereich ist. Nur der Blutdruck ist etwas niedrig, aber da auch beim Arzt der Wert bisher eher niedrig war, ist es normal, dass zu Hause, in entspannter Atmosphäre, dieser noch etwas niedriger sein darf.

Alle Daten werden im Mutterpass vermerkt, noch viel mehr, als es der Frauenarzt bisher gemacht hat – der Mutterpass bekommt dadurch eine sehr persönliche Note, er wird individuell und vorbei ist die Zeit, die meine Mutterpässe im 0/8/15 Stil mit Fakten gefüllt wurden, die Frau nur auf Nachfrage deuten konnte.

Unsere Hebamme schlägt noch eine Frauenärztin vor, bei der wir, wenn wir es denn möchten, die Ultraschalluntersuchungen durchführen lassen könnten, sie arbeitet mit unserer Hebamme zusammen und hat überhaupt kein Problem damit, ausschließlich die US zu machen. Zudem sei sie sehr sympathisch und hat viel Erfahrung.

Die Kinder ziehen sich zurück und so bleiben wir Erwachsenen sitzen, bis sich auch der Mann noch mal ins Büro verabschiedet. Sie erzählt noch, dass das Baby, bei dessen Hausgeburt sie war, sich mehr Zeit als erwartet gelassen hätte, das es aber eine sehr schöne Geburt war und alles gut gelaufen ist.

Nun unterhalten wir uns noch generell über Hausgeburten und lernen uns noch ein Stückchen besser kennen – mein gutes Bauchgefühl bleibt und verstärkt sich noch. Ich erzähle von den Wünschen bezüglich Geburt und Kinder, der Wunsch der Jüngsten, unbedingt dabei sein zu wollen – wobei ich noch nicht weiß ob ich das für mich möchte und der Wunsch der Großen, keinesfalls dabei zu sein, sie möchte ihre Mama nicht leiden sehen, war es doch schon schlimm genug, das es mir die vergangenen Wochen nicht gut ging. Sie erzählt von Hausgeburten, die sie begleitet hat und wie unterschiedlich die Kinder reagieren und reagiert haben – sie nimmt meine Gedanken und Bedenken ernst, es tut gut mit ihr zu reden!

Huch, wer hat an der Uhr gedreht? Wo sind fast zwei Stunden hingegangen?

Wir vereinbaren noch einen losen Termin für die nächste Vorsorge und ich werde einen Termin zur Ultraschalluntersuchung vereinbaren. Und was bleibt, ist die Freude!

Kinderüberraschung

Wir haben Dienstag vor den Ferien, die Große möchte gerne mit ihren Freundinnen am Freitag noch auf einen Weihnachtsmarkt fahren, wir bitten sie jedoch, diesen Besuch aufgrund einer Überraschung auf Samstag zu verschieben, denn wir glauben, den anstehenden Termin würde sie nur ungern verpassen – sie zieht fragend eine Augenbraue hoch, nachdem nichts verraten wird, verschiebt sie den Weihnachtsmarkt aber doch.

Es ist der 22.12.12 und wir haben eine Überraschung für besonders neugierige Kinder geplant. Wir packen die Mädels ins Auto und keine hat eine Ahnung, wohin es gehen könnte, sie rätseln eine Weile hin und her, was es wohl für eine Überraschung sein könnte. Essen gehen wäre keine so große Überraschung, dass der Besuch des Weihnachtsmarktes hätte verschoben werden müssen. Wir bleiben eisern und verraten überhaupt nichts.

Mehr als eine Stunde sitzen wir im Auto und fahren durch die Dunkelheit – mehrmals versuchen sie uns zu entlocken, wo es denn nun hingeht – unsere Lippen sind bei dieser Frage versiegelt.

Das Navigationssystem kündigt an, wir haben unser Ziel erreicht – die Mädels lassen den Blick durch das wohngebietähnlich ausgebaute Viertel schweifen und plötzlich werden sie ganz hektisch und flippen förmlich auf ihren Sitzen aus! Da steht etwas von Ultraschall...... wir wollen das Geheimnis lüften – das Geheimnis, welches Geschlecht unser Bauchzwerg hat.

Einen kurzen Augenblick müssen wir noch Platz nehmen und warten, die Kinder, die ja gerade mal einige Minuten wissen worauf sie warten, können kaum still sitzen – es ist ein bisschen wie vorgezogenes Weihnachten. Der erste Ultraschall, bei dem sie dabei sein dürfen, das erste Mal, dass sie das Baby sehen können und das Beste: Es könnte sein, das man das Geschlecht sieht und eigentlich ist unser Termin in diesem Studio nur darauf ausgelegt zu erfahren, was es wird.

Wir werden in einen Raum gebeten, an der rechten Wand stehen drei Stühle und eine sehr bequeme Liege und das hochmoderne Ultraschallgerät, an der gegenüberliegenden Wand hängen ein großer Flachbildschirm und ein Aufnahmegerät.

Ich mache den Bauch frei und lege mich auf die Liege, der Rest der Familie nimmt auf den Stühlen platz. Vorgewärmtes Ultraschallgel wird großzügig auf dem Bauch verteilt. Jetzt bekomme auch ich Bauchkribbeln, drehten sich bisher meine

Gedanken darum "was werden die Mädels sagen, was werden sie für Augen machen, wenn wir ihrem Wunsch nach Geschlechtserkennung nachkommen etc.", wird mir plötzlich bewusst: "Heute erfahren wir was es wird – aller Wahrscheinlichkeit nach – Mädchen oder Junge!!"

Der Ultraschallkopf fährt über meinen Bauch und nach einigem Schneegestöber erscheint das kuschelige Haus unseres Babys und wir sehen, dass es im Augenblick eng an die Plazenta gekuschelt drin liegt. Sie zeigt uns das Gesicht, den Magen und die Harnblase, die beide mit Fruchtwasser gefüllt sind und misst den Oberschenkelknochen – der mit 2,2cm genau richtig ist. Sie zeigt uns die Arme und Beine und die Zehen. Durch das Drücken des Ultraschallkopfes auf dem Bauch – gedrückt werden, das zeigt es uns auch wenn wir mit den Händen schieben und drücken, mag es nämlich überhaupt nicht – verlässt es seine Kuschelposition.

Die kleine große Schwester verdrückt ein paar Rührungstränchen. Sie freut sich so sehr, das Baby endlich auch mal sehen zu können. Die Herztöne werden sicht- und hörbar gemacht und wir können beim Strampeln zusehen. Und dann gibt es den Blick frei:

Es wird ein Junge!

Wir dürfen noch einen kurzen 3-D-Blick auf sein Gesichtchen erhaschen und dann sind die zehn Minuten auch schon um. Wir suchen noch die Fotos aus und bezahlen – dann stehen wir draußen, die Kinder strahlen noch immer wie direkt an Weihnachten, der Mann strahlt, hat aber etwas Sorge, ich könnte enttäuscht sein, was ich aber überhaupt nicht bin. Wild plappernd und überglücklich fährt der Mann seinen Weiberhaufen Richtung Heimat, kurzer Zwischenstopp in einem Restaurant, in dem ein Thema natürlich vorherrschend ist: Es wird ein Babyboy! Ein Bruder, ein Junge! wow!

Und auch viel später am Abend schwirrt in meinem Kopf der Gedanke: Ein kleiner Babyboy ist in meinen Bauch eingezogen und hat es sich gemütlich gemacht – ein Junge! Ungewohnt, aber wunderschön!

Urlaub mit Bauchzwerg

Da die großen Mädels ja inzwischen aus dem Christkindglauben raus gewachsen sind und der Bauchzwerg noch nicht weiß, was Weihnachten ist, wollten wir wieder die Weihnachtsferien nutzen und ab ins Warme flüchten.

Die lange, dunkle Winterzeit setzen mir doch hin und wieder ganz schön zu – vor allem, wenn über lange Zeit die Sonne hinter dunklen Nebelwolken verschwindet und es gar nicht richtig Tag wird. Man wartet quasi noch auf den Sonnenaufgang, da verschwindet sie schon wieder hinter dem Horizont – ohne wirklich da gewesen zu sein.

Da wir schon vor zwei Jahren mit den Kindern auf der Aida waren und es uns allen unheimlich gut gefallen hat, war genau dies wieder unser Ziel, allerdings auf einer anderen Route. Die Kinder waren Feuer und Flamme und zählten die Tage bis zum Abflugstag – Sonntag der 23.12.2012 sollte es sein.

Freitagabend bekam die kleine Schwester Fieber und trockenen Husten…. Samstag war das Fieber nicht weniger schlimm und wir schoben einen Besuch beim Notfallarzt ein. Dieser fand keine Ursache und schickte uns mit guten Wünschen für einen schönen Urlaub, Hustenlöser und Fiebersenkern wieder von dannen. Wir inhalierten noch bis zur letzten Minute vor Aufbruch. Unser Koffer glich einer kleinen Apotheke, die kleine Schwester fühlte sich gut genug und so flogen wir wie geplant ab.

Der Bauchzwerg verschlief den ganzen Flug und obwohl ich so ein kleines bisschen Sorge hatte, ob das alles gut klappt, spürte ich ihn den ganzen Weg nicht. Das Tochterkind sah sich den Film an, aß ganz normal und war auch sonst gut drauf – keine Schmerzen, nur trockener Husten und etwas Temperatur.

Den Ausflug, den wir am Montag zu den Delfinen geplant hatten um dort zu schnorcheln, sagten wir ab. Mit hustendem und noch immer fieberndem Kind wollte ich nicht sooo leichtsinnig sein. In der Hinterhand hatten wir aber die ganze Zeit den deutschen Arzt an Bord des Schiffes, der uns bei Verschlimmerung auch hätte helfen können, das war ein angenehmes Ruhekissen.

Das Tochterkind machte langsam und erst am Mittwochmorgen war sie vollends wieder hergestellt, wieder topfit und fieberfrei. Damit hielt sie nichts mehr im Bett und sie hatte sich in nullkommanix um Anschluss bei anderen Kindern bemüht und ward ab diesem Moment kaum mehr gesehen, zum Essen, Schlafen und für gemeinsame Verabredungen, aber sonst war sie unterwegs und einfach nur glücklich.

(Mädels mit Durchblick ;o))

Auch das große Tochterkind bekamen wir kaum zu Gesicht, denn diese lümmelte von einer Ecke des Schiffs in die andere – mal in der Bücherei, mal im gemütlichen Rondell und las dort ihre Weihnachtsbücher und war glücklich. Einen Ausflug an den Badestrand machte sie noch mit und ab und an besuchte sie den Teenieclub.

Zur gleichen Zeit schlug der Mann neben mir die Augen auf und sah mich aus glasig fiebrigen Augen an und noch vor dem ersten "guten Morgen Schatz" hustete er trocken auf. Auch er hatte ordentlich Fieber und fühlte sich ziemlich krank. Da ich nur auf kranke Kinder eingestellt war *hi hi*, bekam er fiebersenkende Kindermedikamente und blieb die meiste Zeit des Tages auf dem Balkon in der Hängematte, oder im Bett. Gut, dass wir ordentlich Lesestoff dabei hatten, so wurde es nicht langweilig.

Schon bei der ersten Aida-Reise hatte keiner von uns Probleme mit Übelkeit, oder Seekrankheit und diesmal hatte ich nur Sorge, wegen der Schwangerschaft könnte ich anders reagieren. Aber auch bei Seegang zeigte sich mein Magen unbeeindruckt und schickte nicht einmal den Inhalt zurück. Nachdem es den Mann krankheitsmäßig nun auch komplett erwischt hatte, ließen wir es sehr langsam angehen und der Babyboy hatte viel Zeit für extra Streicheleinheiten – und boxte fleißig zurück.

Ansonsten genossen wir das warme Wetter sehr und tankten einiges an Sonne, was uns allen sehr guttat. Wie war es nun, Weihnachten nicht unter einem Baum zu feiern? Mh, komisch und doch für dieses Jahr genau richtig. Ab nächstes Jahr ist der Babyboy dabei und da könnte ich es mir nicht vorstellen. Andererseits hat es unser Weihnachtsfest entschleunigt – keinen Baum kaufen, aufstellen, Festtagsmenü kochen, mit vielen anderen Leuten um Einkäufe streiten.... Wir mussten uns um nichts kümmern. Andererseits hat mir auch etwas gefehlt. Dieses Jahr habe ich die Vorweihnachtszeit sehr intensiv erlebt und der kleinen Schwester und mir fehlte dann irgendwie der "Abschluss", auch wenn sich die Schiffscrew wirklich so wunderbar Mühe gegeben hat, es für alle ein schönes Fest werden zu lassen. Es lag also nicht am Ort, oder am Schiff – alles war wunderbar geschmückt und mit viel Liebe erdacht und gemacht. Kurzum: für dieses Jahr war es genau richtig, aber mit kleineren Kindern könnte ich es mir nicht vorstellen, mir würde "unser" Weihnachten sehr fehlen!

Am Samstag war der Mann wieder ganz gut hergestellt und wir planten für Sonntag, den Abreisetag, noch einen Ausflug mit dem Glasbodenboot. Sonntag war der Tag der Abreise und da unser Flieger erst am Abend zurückging, hatten wir noch Zeit für einen Ausflug. War unsere Reise durch die Krankheiten doch so ganz anders ausgefallen als das letzte Mal – bzw. als geplant.

Wir fuhren mit dem Bus zum Glasbodenboot und mit diesem konnten wir ganz wunderbar Fische und Korallen bewundern. Die Kinder waren hin und weg und auch wir waren sehr beeindruckt von der farbenprächtigen Unterwasserwelt.

Auf dem Rückweg zum Schiff bekam ich Kopfschmerzen, die sich über den weiteren Nachmittag noch verschlimmerten. Außer Ibuprofen für Kinder hatte ich nichts dabei und so blieb ich lieber bei den Schmerzen, als etwas falsches zu nehmen.

Unser Flug wurde aufgerufen und wir verließen mit dem Shuttlebus das Schiff Richtung Flughafen. Der Mann kümmerte sich um Kinder, Gepäck und um mich. Irgendwann hatte er uns durch alle Check ins und Sicherheitskontrollen bugsiert und wir saßen am Gate – noch eine gute halbe Stunde bis Abflug. Mein Kopfweh war inzwischen so schlimm, dass ich zusammen gesackt auf der Wartebank saß, den Kopf vorsichtig in die Hände gebettet und einfach nur ans Atmen dachte, sonst nichts. Die Luft war generell sehr schlecht und dazu kam noch ein fehlendes Rauchverbot – mir ging es hundeelend und ich wusste nicht, wie ich diesen Flug überstehen sollte. Der Babyboy stupste ab und an ganz zart von innen an den Bauch, somit wusste ich, hier ist alles gut. Der Mann organisierte mir etwas Schokolade und Getränke.

Mit einem Mal rebellierte mein Magen dermaßen, dass ich wusste "ab zum nächsten WC". Ich sprang auf wie von der Tarantel gestochen, spurtete durch die randvolle Abflughalle und ab ins fast volle Damen-WC, in die letzte freie Kabine – gerade noch rechtzeitig. Dort ließ ich mir alles noch mal durch den Kopf gehen. Den Mund aus zu spülen ersparte ich mir aus Sorge, mir mit dem Wasser eventuell noch was einzufangen….

Der Mann hatte inzwischen die Kinder auf das Handgepäck (mit Reisepässen etc.) angesetzt und spurtete mir hinterher – er empfing mich vor dem Damen-WC und nahm mich erst mal in den Arm – sagte ich schon, wie sehr ich diesen Mann liebe?

Er wollte gerade einen Flughafenmitarbeiter ~~bestechen~~ überreden, dass dieser uns die Möglichkeit für eine Bank im freien beschafft, als endlich unser Flieger an boarden kam. Die frische Luft auf dem Weg zum Bus und vom Bus in den Flieger war so wunderbar und ich blieb, so lange es ging, draußen.

Im Flieger schloss ich sofort die Augen und schmiegte mich an die Schulter des Mannes und atmete – ein – aus – ein – aus. Wach wurde ich erst, als der Mann mich fragte, ob ich Hühnchen oder Pasta möchte. Bei der Landung in Deutschland war das Kopfweh wie weggeblasen – hatte ich doch fast den ganzen Flug verschlafen – wie wunderbar!

Es ist halb eins in der Nacht als wir zu Hause ankommen und kurz drauf alles ins Bett fallen. Ein ungewöhnlicher Urlaub, trotz aller Widrigkeiten wunderschön, viel Exclusiv-Zeit mit dem Mann, gute Gespräche und glückliche Kinder, gutes Wetter und tolles Ambiente auf dem Schiff, viele extra Streicheleinheiten für den Babyboy.

Hosen für den Babybauch

Da mir relativ flott meine normale, eher eng geschnittene Kleidung, nicht mehr passte, sah ich mich vor der Entscheidung "eine Nummer größere Klamotten zu kaufen" oder "Umstandsmode zu tragen".

Ich entschied mich für Letzteres und der Mann und ich zogen los. In Stuttgart enterten wir einen großen Babyfachmarkt mit großer Umstandsmodeabteilung.

Obwohl erst in der 14 Woche, wölbte sich der Bauch unter meinem normalen, taillierten Wintermantel so sehr, dass die Abstände zwischen den Knöpfen dabei waren, den Blick auf den Bauch frei zu geben. So suchten wir also zuerst einen Wintermantel aus. Für zu Hause gab es eine Strickjacke und diverse Shirts, denn meine eigenen rutschten in der Bauchregion bedenklich nach oben. Irgendwie erschreckend wie schnell das bei Kind vier geht. *hi hi* Ich hatte echte Sorgen, wo der Bauch hinwachsen würde und sah mich gegen Ende der Schwangerschaft ein Zweimannzelt tragen.

Der Mann und die Verkäuferin beruhigten mich mit vereinten Kräften und schleppten fleißig Klamotten in die Kabine. Es fand sich noch ein Winterkleid, welches zudem noch runter gesetzt war. Mit einer großen Tüte verließen wir den Laden.

Online erstand ich noch zwei Kleider aus wunderbar weichem Jersey und einen Tankini, wobei Online-Einkaufen hier echt schwierig ist. Auf den Bildchen sehen die Sachen immer toll aus, aber in natura saß viel an mir wie ein Kartoffelsack.

In einem anderen Geschäft erstand ich noch zwei Hosen. Die Hose der Marke Christoff hatte es mir sofort angetan und ich war schwer verliebt, die saß perfekt und das Bauchband war aus wunderbarem, weichen Material und dehnte sich, zog sich aber auch wieder schön zusammen. Die zweite Hose bekommt in dieser Hinsicht leider nur Note 2, sie dehnt sich zwar toll, leiert aber nach kurzem tragen schon ziemlich, so dass ich permanent am zuppeln und zupfen bin. Das gute an den Hosen war, trotz meiner kurzen Beine, passten sie sofort, ohne kürzen und umnähen! Dazu fand ich noch einen Rock von Christoff, ebenfalls wunderbar und auch in ihn bin ich schwer verliebt. Ziehe ich im unschwangeren Zustand doch am liebsten Rock und Kleid an, steht mir einfach besser.

Vor dem Urlaub kaufte ich mir noch ein Umstands-T-Shirt (im Winter ein Umstands-T-Shirt kaufen, ist echt nicht leicht *g*) und ein Bauchband, mit dem ich meine normalen T-Shirts pimpen konnte, so kam ich sehr gut über diese Woche im Warmen.

Da mir leider in jeder Schwangerschaft proportional zum Bauch der Po wächst – quasi als Ausgleich, damit ich nicht umfalle, war meine Lieblingsjeans von Christoff in den letzten Tagen etwas eng geworden.

Deshalb zogen der Mann und ich am vergangenen Samstag los und enterten ein ganz süßes kleines Geschäft für Umstandsmode, in welchem wir uns sofort wohl fühlten und uns über die liebe Beratung freuten. Dort probierte ich mich durch einen Berg von Hosen, mehrere kamen in die engere Auswahl. Auf dem "kaufen"-Stapel landeten außerdem noch ein T-Shirt mit süßen kleinen aufgedruckten Babyfüßchen *schmelz*, ein reduzierter schwarzer Rock und ein Kleid aus der neuen Sommerkollektion in dessen Stoff ich mich schon im Schaufenster verliebt hatte. Am Ende entschied ich mich für zwei Hosen von Christoff. Beide passten perfekt, bis auf die Länge. *seufz*

Da zu Bauch und Po auch der Busen explodiert ist, probierte ich noch einen BH von Anita an, der wunderbar weich, leider nicht in meiner Farbe vorrätig war, davon wurden zwei beim Händler bestellt und werden uns bis Ende dieser Woche zugeschickt – klasse!

Und weil dieser Laden auch ein unheimlich niedliches Angebot an Babysachen hat, konnte ich hier auch nicht ganz wiederstehen.

Nach einer Stunde Umkleidekabine und anziehen, ausziehen, umziehen.... war ich wirklich erledigt und an der Kasse überlegte ich kurz, ob ich meinen Kreislauf in der Kabine mit ausgezogen hatte, aber zum Glück hatte ich ihn schnell wieder gefunden.

Heute Vormittag habe ich die neuen, gewaschenen Hosen gleich gekürzt und somit bin ich wieder angezogen.

Schläft der auch mal?"

Diese Frage stellt der Mann mir gerade recht oft. Wir sind beide erstaunt, wie viel sich der Bauchzwerg dreht, wendet, hüpft, tritt und trommelt.

Inzwischen spürt man ihn sehr deutlich auch von außen. War es zu Anfang eher ein leises Klopfen, was zaghaft außen ankam, ist es inzwischen schon _sehr_ intensiv zu spüren.

Und wenn der Mann abends mit der Hand sanft den Bauch massiert, legt sich ein kleiner Rücken genau an diese Stelle und beult sich feste hin, als ob er ja nichts von der Massage verpassen möchte. Der Mann ärgert ihn dann ganz gerne und nimmt die massierende Hand und verlagert sie auf die andere Seite – es dauert nicht lange und der Babyboy rutscht mit seiner Position wieder direkt unter die Hand.

Kuschel ich mich abends im Bett mit dem Murmelbauch an den Rücken des Mannes genießen wir beide das Klopfen und Strampeln welches der Mann sehr deutlich im Rücken spüren kann – denn gerade abends, kurz vor dem Einschlafen feiert der Bauchzwerg ausgiebige Partys.

Was kann der Babyboy überhaupt nicht leiden? Bücke ich mich direkt nach vorne Richtung Boden, besonders im Sitzen – zum Schuhe zu machen, oder um etwas aufzuheben, dann bekomme ich gleich Bescheid gestoßen, dass es nun aber ziemlich eng wäre und ich mich schleunigst wieder lang machen soll. Genauso wenig leiden kann er, wenn meine Blase gut gefüllt ist, dann wird ausgiebig darauf herum gewalkt – und ich suche von mir aus schon schleunigst eine Toilette auf! Ich bin gespannt, wie das später wird, schließlich ist ihm heute noch nicht bewusst, dass das jetzt noch ein geräumige Ein-Zimmer-Apartment ist und die engen Zeiten erst noch auf ihn (und mich) zukommen.

Von den anderen Schwangerschaften sind wir das überhaupt nicht gewohnt, die Mädels haben alle viel geschlafen und waren sonst eher sparsam mit Tritten – nur gegen Ende schoben alle sehr gerne ihre kleinen Füße zwischen meine Rippen.

Wir sind schon heute sehr gespannt, ob der Babyboy dann auch so ein "wildes" Outside-Baby wird!

Zipperlein und Anderes

Ab Übermorgen bricht die 22. Woche an, am Montag kommt die Hebamme zur Vorsorge und am Donnerstag ist Ultraschall bei der neuen Ärztin – ich bin gespannt und freu mich sehr! Wir schlagen alle bei der Ärztin auf, schließlich will die ganze Familie den Babyboy in Aktion sehen. Und vielleicht auch sicher gehen, dass noch alles dran ist, was dran gehört (zu einem Babyboy)

Ein wunderbares Kompliment des Mannes vor kurzem: "Du strahlst so schön von innen raus!" *schmelz*

Am Mittwoch konnte ich endlich, mit 5 Wochen Verspätung das neue Auto abholen und am Donnerstag habe ich gleich die Sommerreifen zum Einlagern zum Händler unseres Vertrauens gebracht. Ich stehe also am Tresen des Autohauses und die junge Dame auf der anderen Seite benötigt zum Einlagern der Reifen den Fahrzeugschein. Ich "springe" – so gut wie das mit Kugelbauch geht – zum Auto und hole diesen herein.

Wieder angekommen fühlt es sich an, als würde meine Nase laufen, ich greife in die Manteltasche und ziehe ein Taschentuch hervor, doch bevor ich überhaupt an der Nase angekommen bin, sprudelt eine Blut-Fontaine direkt auf den weißen Fliesenboden. Ich drücke mit dem Taschentuch die Nase zu und krame mit der zweiten Hand ein Päckchen Taschentücher aus der Handtasche. Das Taschentuch an der Nase ist innerhalb weniger Augenblicke klatschnass und blutgetränkt. Hektisch reiße ich die Packung mit einer Hand auf und halte zwei weitere Taschentücher auf den Blutquell. Ich drücke die Nase fest zusammen, schließlich soll das helfen.

Die Dame hinter dem Tresen schreibt währenddessen die Daten aus dem Fahrzeugschein ab und ignoriert mich. Ich bleibe möglichst ruhig stehen, nur keine hektischen Bewegungen.... Ruhig bleiben und nicht aufregen, schließlich schießt sonst noch mehr Blut in den Kopf. Nachdem auch die beiden weiteren Taschentücher getränkt sind, entschließt sich meine Nase urplötzlich "jetzt reicht es!" und hört auf zu bluten. Wunderbar, danke lieber Himmel.

Die Reifen sind aufgenommen und werden vom Lehrling aus dem Auto geholt. Ich versuche weiterhin, keine hektischen Bewegungen zu machen.

Für Nasenbluten bin ich sonst überhaupt nicht anfällig und das das erste Mal gleich a.) So krass und b.) in der Öffentlichkeit sein muss, na ja, ich hoffe auf eine einmalige Geschichte.

Für Freitag Mittag verabreden der Mann und ich uns zu einem Saunabesuch, er hat einen Kundentermin in der Nähe und wir wollen uns um 13:30 Uhr in der Sauna treffen. Da ich bis kurz vor knapp noch ein paar Dinge erledigt habe und ein paar Telefonate geführt, bin ich spät dran und rase durchs Haus um die Saunatasche zu packen. Kurz bevor ich in meine Stiefel hüpfen will, fühlt sich mein linkes Nasenloch wieder so komisch an und zack, genau in dem Moment, in dem das Taschentuch an der Nase angekommen ist, fängt sie an wie abgestochen zu bluten. Ich setze mich und warte, es dauert zum Glück nicht so lange wie im Autohaus und ist auch nicht ganz so intensiv.

Dann geht es also in die Sauna, ich freue mich, endlich wieder Sauna – Ruhe, Entspannung, gute Gespräche, ein toller Start ins Wochenende. Wir lassen es langsam angehen, wählen eine Sauna, nicht zu heiß und nicht zu lange und ich beobachte meinen Körper genau. Aber alles in bester Ordnung und es fühlt sich richtig und gut an. Anschließend kalt duschen, die Beine mit einem Wasserstrahl begießen und den Oberkörper mit Eis abreiben. Hernach legen wir uns auf zwei Liegen und quatschen und genießen. Ein zweiter Saunagang muss heute nicht, es fühlt sich genau so richtig und gut an. Herrlich.

Da der Schreiner, der eigentlich schon vor zwei Wochen das Babybett abholen wollte, um es zum Babybalkon umzuarbeiten uns schon wieder versetzt hat und es nicht mal für nötig hielt, kurz anzurufen, habe ich beschlossen, dann eben nicht und mir einen anderen guten Schreiner organisiert. Schon am Telefon fragte er, ob wir das Bettchen vorbei bringen könnten, dann ginge es schneller, können wir. Also haben wir es eingeladen und hingebracht. Vor Ort haben wir erklärt, was wir möchten und er kümmert sich nun drum. Bis in zwei Wochen spätestens, soll es fertig sein. Wenn es wieder da ist, möchte ich gerne noch einen Himmel nähen, aus schönem Stoff, in warmen Farben, ohne aufregende Figuren und Muster – und dann darf es auf seinen Einsatz warten.

Anschließend fuhren wir zum Wochenendeinkauf in unseren Hofladen, das kleine Tochterkind liebt diesen Hofladen auch, dort gibt es immer ein dickes Stück Wurst gleich auf die Hand und beim

Gehen noch eine Kleinigkeit aus einem Körbchen unter der Kasse – zum Beispiel eine Schokolade.

Da der Mann leidenschaftlich gerne und vor allem auch sehr gut kocht, bestellt er auch das passende Fleisch dazu. Während er die gewünschten Sachen ordert, merke ich, wie mein Kreislauf sich langsam verabschiedet. Das hatte ich in dieser Schwangerschaft bisher gar nicht, in den anderen dafür sehr ausgeprägt. Die Beine fühlen sich plötzlich sehr schwer an, die Ohren fühlen sich an, wie hinter Watte und das Gesichtsfeld schränkt sich langsam ein. Ich habe es erst mit Wippen auf die Zehenspitzen und zurück versucht, ergebnislos, oder zu spät. Da in dem kleinen Lädchen keine Möglichkeit zum Hinsetzen besteht, habe ich dem Mann in knappen Worten gesagt, was gerade passiert und er gab mir direkt den Autoschlüssel, zum Glück standen wir direkt vor der Eingangstür. Hinsetzen und Lehne etwas nach hinten, langsam wurde es besser. Der Mann und das kleine Tochterkind bezahlten und kamen sofort zum Auto. Der Mann fuhr mich nach Hause und beförderte mich ohne Umwege direkt aufs Sofa – hinlegen und Beine hoch. Da wurde es besser, etwas zu Trinken dazu – herrlich. Nach ein paar Bissen Abendessen war alles wieder ok.

Das Thema Essen beschäftigt mich auch gerade wieder mehr. Mir ist nicht mehr schlecht, nein, fast überhaupt nicht. Egal ob geruchsintensiver Käse, Kühlschrank oder sonstiges, meinen Magen bringt fast nichts mehr aus der Ruhe. Esse ich allerdings Nudeln/Reis/Kartoffeln, fühle ich mich bleischwer und sehr unwohl. Salat und Obst/Gemüse kann ich dafür in Mengen essen – eine Schüssel Obstsalat für mich alleine? Kein Problem. Dazu gerne Joghurt, Quark, oder auch gerne ein Pudding – kein Problem….. komisch das, kenne ich so auch nicht. Alles was mit Knoblauch, in welcher Form auch immer, zusammen hängt, kann ich allerdings überhaupt nicht essen. Und hat ein Familienmitglied Knoblauch, beispielsweise in der Mensa der Schule gehabt, tue ich mir mit innigem Kuscheln auch sehr schwer. Letzte Woche kommt das kleine Tochterkind vom Kindergeburtstag und hatte "selbstgemachte Hamburger" – es war die Hölle für mich und gleichzeitig tat es mir so leid. Gerade weil sie so eine Kuschelmaus ist.

Ansonsten geht es uns wunderbar, der Babyboy kuschelt nach wie vor sehr gerne mit den ihn streichelnden Händen und auf meinem Bauch bildet sich bald Hornhaut, weil wir alle so viel streicheln und nach ihm spüren wollen. Ich genieße seine

Tritte und Boxer sehr, sobald ich ruhig irgendwo liege, oder sitze ist er aktiv. Es scheint, als würde er still warten bis Ruhe ist, damit er sich entfalten kann. Nach wie vor zeigt er sehr deutlich, wenn er mehr Platz braucht. Meist liegt er quer im Bauch, man kann dann die feste Struktur des Rückens spüren und links, oder rechts die zappelnden Beine. Da ich nachts meist auf der Seite schlafe – meine geliebte Bauchschlafstellung geht ja überhaupt nicht mehr - liegt er dann meist auf der der Matratze zugewandten Seite. Der Mann massiert ihm oft den Rücken und freut sich, wenn er sich dann in die Hand kuschelt.

Das kleine Tochterkind kuschelt sich sehr gerne an den Bauch, oder streichelt, egal ob der Bauchzwerg wach ist oder schläft. Hauptsache nah dran am Baby. Sie freut sich unglaublich drauf und verdrückt deshalb sehr oft das ein oder andere Rührungstränchen – wenn sie besonders fest getreten wird, oder wenn sie Babys im Fernseher sieht. Ginge es nach ihr, hätten wir für den Babyboy schon bis mindestens zum Kindergartenalter alle Kleider, Spielsachen und sonstigen Gegenstände eingekauft, inkl. Windelvorrat bis zum "sauber werden".

Wenn sie abends am Bauch fühlt und dann vor Rührung weint, weil er nach ihr tritt und somit für sie noch realer und lebendiger wird, dann muss ich meist auch ein/zwei Tränchen verdrücken – die Hormone haben mich einfach feste im Griff. Dann kuscheln wir uns eng zusammen und müssen meist lachen – ich frage dann oft "was soll bloß erst werden, wenn er dann da ist?"

Wir freuen uns einfach alle soo sehr auf Dich kleiner Babyboy!

Bauchbild und Hebammenbesuch

Gestern am späten Nachmittag hatten wir wieder einen Termin mit unserer Hebamme. Ich habe den Südtiroler Schokoladenkuchen gebacken und beim Probieren vorab waren die Kinder schon sehr begeistert. Und da der Mann, der eigentlich kein so großer Kuchenfreund ist und ich den Kuchen inzwischen auch probiert haben, kann ich sagen – er schmeckt uns wirklich wunderbar! Das war sicher nicht das letzte Mal, das wir den gebacken haben – saftig, schnell gemacht und SCHOKO-LAAAAADIG! *yam*

Die Hebamme rief dann an und entschuldigte sich, aber es ist ein "Notfall" dazwischen gekommen und sie kommt ca. eine Stunde später. Wie sich später raus stellte, war der Notfall eine Mama, die mit ihrem dritten Kind, zwei Tage nach der Entbindung aus dem Krankenhaus nach Hause gegangen ist und nun ein größeres Nabelproblem, aber keine Hebamme, hat. Habe ich absolutes Verständnis, schließlich wäre ich auch froh, wenn dann schnell jemand käme, wenn ich mir Sorgen mache.

Sie kam und wir setzten uns an den Esstisch und erzählten ein bisschen über die vergangenen Wochen. Es ist schon komisch, eigentlich haben wir uns noch gar nicht oft gesehen, aber es fühlt sich an, als ob sie schon lange dazu gehören würde – einfach toll! Ich genieße das sehr!

Die Kinder waren oben in ihren Zimmern und ließen uns einfach quatschen, hatten sie uns doch vorher das Versprechen abgenommen, wenn es "etwas zu sehen oder zu hören gibt, was interessant sein könnte, ruft ihr uns".

Dann wurde Blutdruck gemessen, erwartungsgemäß war der wie immer etwas niedrig, aber das gehört bei mir so und ist normal. Der Pipitest war auch in bester Ordnung. Es gibt keine auffälligen Kontraktionen, dafür viele schöne Kindsbewegungen. Die Schwangerschaftswoche, das Datum und das Gewicht wurden auch noch notiert.

Jetzt war es Zeit die Kinder dazu zu holen, kam nun doch der spannende Teil – das Vermessen des Bauchs und das Hören der Herztöne. Der Babyboy hatte es sich wieder wie in einer Hängematte quer durch meinen Bauch gemütlich gemacht und so konnte man die Herztöne schön auf der unteren linken Seite hören – 145 Schläge pro Minute, dann wurde er noch ein bisschen betastet. So beherzt traue ich mich nicht "rein" zu greifen, aber es ließ sich gut ausmachen, wie er genau liegt und mein Gefühl bestätigte sich wieder – Kopf liegt links, kleine Füße puffen mich rechts – Körper liegt quer. Aber solange er noch so viel Zeit und Platz hat, kann er gut noch quer liegen bleiben. Beim Vermessen des Bauchs war auch alles wunderbar, der Babyboy wächst – der Bauch somit auch.

Gestern Morgen habe ich noch ein Bauchbild geknipst und im Vergleich zur vergangenen Woche ist der Bauch ordentlich gewachsen – leider gibt es aus den anderen drei Schwangerschaften kein Bauchbild zum Vergleich. Da Digicams damals noch nicht so verbreitet und von sehr schlechter Qualität waren und eine Handycam undenkbar, hat man mit Bildabzügen ziemlich gegeizt – kostete doch jedes Bild, egal ob verhunzt oder traumhaft schön, Film – Entwicklung – Abzug, schade eigentlich.

Mein Wort des Tages aus dem Mund des Mannes: "Teilzeitbauch"

Gestern Morgen hatte ich zum ersten Mal den Eindruck, der Babyboy hat Schluckauf. Wir lagen noch im Bett, ich auf der Seite und als der Babyboy angeschmiegt an die Bauchwand lag, da spürte ich dieses rhythmische Zucken, da ich mich dann schnell auf den Rücken drehte, um den Mann fühlen zu lassen, war es leider (in den tiefen des Bauchs?) verschwunden. Später kam es noch einmal, aber auch nur kurz. Sicher sagen kann ich es also nicht, aber da das kleine Tocherkind im Bauch fast permanent von heftigem Schluckauf geplagt wurde, kenne ich dieses Zucken nur zu gut.

Neue Frauenärztin und großer Ultraschall

Seit meiner Fehlgeburt, die schon Jahre zurückliegt, bin ich nicht wirklich gut auf Frauenärztinnen zu sprechen. Empfing mich (heulendes Elend) doch damals die Frauenärztin der Klinik mit den Worten "Sie sind doch noch jung, Sie können noch viele Kinder bekommen!" – ja ich war noch jung, ja ich konnte noch viele Kinder bekommen, aber diese 14

Wochen, die dieses Baby in mir gewachsen ist, habe ich mich eben auf _dieses_ Baby gefreut, es geliebt und ersehnt!

Danach waren Frauenärztinnen rote Tücher für mich und auch nach dem Umzug in eine andere Stadt konnte mich die dort ausprobierte Frauenärztin bei der Krebsvorsorge nicht überzeugen und ich landete wieder bei einem Frauenarzt. Nun also zur von der Hebamme empfohlenen Frauenärztin…

Der zweite Ultraschall stand an, die Hebamme versicherte uns beim letzten Termin noch mal, wie lieb und sympathisch die Frauenärztin sei. Am Donnerstag, am frühen Nachmittag war es also soweit, der Mann und ich fuhren zum Termin. Die Praxis befindet sich in einem Wohnblock und wir bekamen einen Parkplatz direkt vor der Türe. Da wir noch früh dran waren, reichte die Zeit noch für eine Tasse Cappuccino in einem nahen Café. Etwas hibbelig betraten wir hernach also die Praxis, die wirklich schön eingerichtet war, in tollen freundlichen und weiblichen Farben, ohne jedoch kitschig zur wirken. Schon am Empfang war ich positiv überrascht, denn für die Helferinnen war es überhaupt kein Thema, dass die Vorsorgeuntersuchung am Montag von der Hebamme durchgeführt worden war – bei meinem alten Frauenarzt wären die Damen am Empfang jetzt schon einer Ohnmacht nahe gewesen. Einen Moment sollten wir noch im Wartezimmer platz nehmen, hier gab es einen Kaffeevollautomaten und Wasser – toll, das kannte ich so noch gar nicht. Wir saßen noch nicht richtig auf den Stühlen, da wurden wir von der Ärztin ins Sprechzimmer gerufen. Jung, nett, sympathisch und strahlend begrüßte sie uns. Sie fragte, wie es mir geht, und besah sich dann den Mutterpass. Dann erzählte sie, dass sie erst heute Vormittag mit unserer Hebamme wegen einer Schwangeren telefoniert habe, bei der die Kindslage schlecht tastbar sei. Da der Termin schon morgen sei, wollte sie sich vergewissern, dass keine Überraschungen bezüglich Kindslage auf sie zukommen. Die Schwangere käme nun auch noch zu einem Ultraschall, damit der Hausgeburt nichts im Weg steht. Sie sprach von einer Hausgeburt, als sei es das Natürlichste von der Welt für eine Frauenärztin und schwärmte von unserer Hebamme – es war so klasse. Und das, obwohl sie Belegärztin in einer kleinen Klinik ist, ich war vollauf begeistert.

Wie mit unserer Hebamme besprochen, fragte ich sie auch noch, ob sie noch Tipps wegen meiner Symphyse hätte. Diesmal möchte ich gerne gerüstet sein, sollten die Schmerzen wieder massiv auftreten und bisher belächelte mich jeder Arzt, dem ich von den starken Schmerzen und dem lauten Knacken, das bei jeder Drehung, jeder Treppenstufe und vielen Bewegungen auftrat. Sie sah mich ernst an und sagte "das sind Schmerzen, wenn man die selbst nicht erlebt hat, kann man nicht ermessen, wie schlimm das ist!" – sie hatte selbst bei der Schwangerschaft mit ihrer Tochter vor elf Jahren diese schlimmen Beschwerden und etwas Erleichterung verschaffte ihr nur ein Osteophat. Sie gab mir die Telefonnummer von dem, der ihr damals Linderung verschaffen konnte. Sollte ich einen Beckengurt wünschen, könnte ich mich noch an einen Orthopäden wenden, sie selbst hat allerdings die Erfahrung gemacht, dass der Beckengurt sehr einengt, aber eigentlich keine Linderung verschafft.

Dann ging es weiter zum Ultraschall. Sie fragte ob, wir wissen was es wird, bzw. ob wir es wissen möchten. Ich erzählte ihr von unserem Termin bei einem Ultraschallcenter und das dort mit hoher Wahrscheinlichkeit auf einen Jungen getippt wurde. Sie schob den Ultraschallkopf also auf den Bauch und los. Da die Praxis noch sehr neu ist und nicht ganz fertig eingerichtet, hatte ich nur schlechten Blick auf den Monitor, da der eigentliche große zweite Bildschirm noch nicht installiert war. Der Mann sah, hinter der Ärztin stehend, dafür alles umso besser. Der Babyboy hatte die Hände fest vor das Gesichtchen gehalten und ließ uns keinen Blick darauf erhaschen. Dafür hatte er die Beinchen weit gespreizt und zeigte sehr bereitwillig, dass er auf jeden Fall ein Junge wird. Er wurde vermessen, das Herz mit den vier Kammern besehen, der Magen, Nieren etc. – alles dran, alles gesund und 437g "schwer" – wunderbar und alles zeitgerecht.

Das Einzige, was nicht ausgeschlossen werden konnte, war eine Lippen-Kiefer-Gaumenspalte, da er sein Gesicht ja die ganze Zeit versteckt hielt. Dass er sehr zappelig ist, bewies er einmal mehr. Wie immer wenn er wach ist, machte er Rambazamba und gerade, wenn er auf dem Bildschirm eingefangen schien, rumpelte es in meinem Bauch und er drehte sich wieder anders hin. Das Bild fürs Familienalbum ist daher doch etwas unscharf und wackelig. Strahlend verließen wir die Praxis, wir waren uns beide auf Anhieb einig, sollte irgendetwas im letzten Moment doch noch gegen unseren Wunsch einer Hausgeburt sprechen, dann werden wir in die kleine Klinik zu dieser Ärztin fahren und dort den kleinen Mann auf die Welt schaukeln – damit war also auch dieses Gedankenloch gestopft!

Und das Wochenende so?

Am Freitag fuhren der Mann und ich zu meinen Eltern, sie hatten ein Computerproblem und ihnen sollte geholfen werden. Schon am Donnerstag am Telefon erzählte meine Mom mir, sie seien die ganze Woche krank darnieder gelegen, inzwischen ginge es ihnen soweit aber wieder gut – eine innige Begrüßung, würden sie auf Rücksicht auf den Babybauch aber doch meiden.

Wir fuhren sehr früh los, denn wir wollten im Allgäu gerne noch ein paar Sachen erledigen und bei Computerproblemen und meinen Eltern weiß man nie so genau wie lange es dauert – ist das Problem wirklich der Computer, oder sitzt das Problem davor. Und gerade meine Mom ist da sehr beratungsresistent. *lächel*

Als wir ankamen, öffnete uns meine Mom die Türe, noch _sehr_ erkältet... hielt sich aber mit Umarmungen und Küsschen zurück und der Mann kümmerte sich nach einer Tasse Kaffee um den Computer. Mein Pa war nicht so fit und sah noch _sehr_ mitgenommen aus und hustete aus dem letzten Knopfloch. Meine Mom erzählte wie plötzlich die Erkältung ausgebrochen sei, wie hartnäckig sie sich hielt und wie sie beide davon komplett aus der Bahn geworfen worden waren.

Ich grummelte leise, denn von gesund konnte hier wirklich keine Rede sein, aber einen Arzt hielten beide für unnötig. Und der Mann sagte später "hätte ich gewusst, wie krank sie noch sind, wären wir heute nicht dort gewesen!" – jep, genauso ging es mir auch!

Im Anschluss daran fuhren wir noch in die Bahnhofsapotheke und besorgten dort ein paar Öle und Badezusätze aus der Hebammensprechstunde der Frau Stadelmann. Dazu noch eine große Packung Schwangerschaftstee *yami*, denn den trinke ich wirklich richtig gern und meine Packung war schon fast leer – und Tee ist normal so gar nicht meins.

Mit meinem Nestbautrieb habe ich den Mann inzwischen ja schon stark angesteckt und so fuhren wir nach der Bahnhofsapotheke noch in den Stadelmannschen Laden Stadelmann Natur im nahegelegenen Ermengerst. Ein kleiner schnuckeliger Laden, liebevoll eingerichtet und mit vielen Dingen zum Verlieben lud uns zum Kaufen ein.

Mit zwei grooooßen Tüten verließen wir den Laden und waren hin und weg von der Beratung, den tollen Dingen die es gab und das sich "natur" gar nicht kratzig auf, der Haut anfühlen muss, im Gegenteil! Die Teile waren sooo schön, so weich, so anschmiegsam und durchdacht! Toll! Dazu kamen noch einige Sonderangebote und so viel teurer als andere Marken-Babykleidung war es wirklich nicht! Wir kommen wieder! Und beim Gedanken an den kuscheligen und gemütlichen Einkauf, strahle ich noch immer wie ein Honigkuchenpferd. Und "psssst", der Mann war noch mehr im Kauffieber als ich – bestimmt!

Auf dem Heimweg bekam ich Kopfweh und fühlte mich so gar nicht mehr gut..... ich schloss die Augen und war einfach nur froh, dass der Mann uns nach Hause fuhr. Zuhause angekommen wollte ich nur noch ins Bett, wo ich auch, zum Glück sofort, einschlief. Wirklich wach wurde ich am Samstag gegen 10:30 Uhr. Das schlabbrige Gefühl blieb den ganzen Tag über und verstärkte sich Richtung Abend noch um einiges – der Mann übernahm das Kommando über Kinder, Haushalt, Einkauf und Kochen.... Ich liebe ihn!

Dem Babyboy ging es die ganze Zeit wunderbar, er genoss sichtlich den Platz, den er durch meine Auszeit im Bett/auf dem Sofa hatte und übte sich im Trampolinspringen auf der Blase, im Kickboxen und Nabelschnurseilspringen.

Eigentlich noch nicht richtig aufgestanden, lag ich früh schon wieder im Bett und schlief auf der Stelle wieder ein. Heute Morgen bin ich aufgewacht und fühle mich seither wieder relativ fit! Ich hoffe, es war nur ein Streifschuss und bleibt weiterhin gut. Nächste Woche stehen einige Dinge an, die ich ungern verpassen würde. Der Kieferorthopäde des kleinen Tochterkinds, ein erste Hilfe Kurs an Baby und Kleinkind und auch sonst habe ich viel vor.

23. Schwangerschaftswoche

Heute beginnt die 23. Schwangerschaftswoche – Wahnsinn, Halbzeit schon lange vorbei. Ich bin wirklich verwundert, wie die Zeit zwischen den Fingern verrinnt! Auch wenn ich in den Kalender sehe, bin ich erschrocken, was?

Nur noch vier Monate und ein bisschen bis der Babyboy bei uns ist? Kann das wahr sein? Woran ich merke, dass wir in der 23. Schwangerschaftswoche angekommen sind? Am beschwerlicher werden des Bauchs. Aus der Mitte unseres Bettes raus zu kriechen, robben, krabbeln – man stelle sich an dieser Stelle einen ächzenden kugeligen Käfer vor, der auf dem Rücken liegt und sich gen Bettseite zappelt – ist schwieriger geworden. Ich ächze oft vor mir hin und verdrehe dann selber über mich die Augen. *g*.

Meine Symphyse fängt an zu zicken, auf dem linken Bein stehen geht nicht mehr wirklich gut, besonders abends bin ich keine einbeinige Ballerina mehr. *hüstel* Ich nehme Globuli dagegen, oder dafür? Na egal, auf jeden Fall hoffe ich auf Linderung dadurch. Das Thema Essen ist nach wie vor komisch. Kohlenhydratreiche Lebensmittel riechen köstlich, eine frische Breze, oder am Wochenende haben der Mann und ich Kürbis-Ravioli gemacht – aber nach dem Genuss kommt sehr bald die Reue. Es fühlt sich an, als wäre ich der Wolf von den sieben Geißlein und hätte gerade die Wackersteine in den Bauch gelegt bekommen. Also lasse ich das meistens und esse Dinge die mir guttun – Gemüse und Obst kann ich in rauen Mengen essen, Käse ist auch wunderbar, Fleisch auch kein Problem, nur sobald Kohlenhydrate dazu kommen…. *börps*). So haben der Mann und die Kinder die Ravioli fast allein verspeist.

Ansonsten geht es mir wirklich richtig gut, ich habe keine Schwangerschaft so sehr genossen. Radfahren, schwimmen und laufen geht auch noch wunderbar – ich entlaste die Symphyse mit einem Bauchgurt und auch bei längerem stehen, greife ich gerne darauf zurück. Es gibt ein paar Kleinigkeiten die ich ab und an wirklich vermisse – auf dem Bauch zu schlafen ist eins davon. Es geht nur noch bedingt auf dem Rücken, aber nur Seitenlage ist auch nicht immer passend – das Kissen zwischen den Knien gehört inzwischen aber zum Standard und der Mann legt es abends schon immer in meine Betthälfte.

Essenstechnisch vermisse ich Landjäger, die Kinder lieben Landjäger und beim letzten Hofladenbesuch bekamen sie welche – ich habe den Duft inhaliert, gegessen habe ich natürlich keine – der Mann wollte sie mir heiß machen, damit ich sie genießen könnte, aber dann sind es ja keine richtigen Landjäger mehr. Rohmilchkäse fehlt mir auch, ich bin nämlich ein echter Käsemensch, Wurst muss gar nicht unbedingt auf meinem Speiseplan sein, ein frisches Brot, mit etwas Butter und dann ein leckerer frischer (Berg-)Käse dazu, etwas Paprika oder Gurke, Kresse....

Ich muss aufhören, mein Zahn tropft. Unser Käseladen hat eine wahnsinnig große Auswahl und die Verkäuferin sagte kürzlich, als ich wieder fragte:

"Ist der rohmilchfrei?"

"Und ich dachte, es sei schon da!?"

"Nein noch nicht, ein bisschen müssen wir noch warten"

Trotz großer Auswahl fehlt mir so manch lecker aussehender Käse – aber er ist halt Rohmilch und damit tabu.

Ach ja, durch die Schwangerschaft ist mein Busen wirklich explodiert. Inzwischen sind 3 Cupgrößen dazu gekommen und auch die Unterbrustweite hat nicht mehr ausgereicht – daher haben wir zum zweiten Mal in dieser Schwangerschaft BH´s gekauft. Ein Ausspruch des großen Tochterkinds auf die Bauch-Bilder "in echt bist du aber dicker!" – zu ihrer Verteidigung muss ich sagen, sie findet Babybäuche total süß und meinte das eher als Kompliment, auch wenn ich erst mal Schnappatmung hatte.

Schwanger! Trimester Drei

Sonntags

Es ist Sonntag, die Kinder schlafen noch und auch der Mann und ich liegen noch zusammen gekuschelt unter der Decke. Ich habe Hunger – richtig großen Hunger! Der Mann streichelt den wachen und aktiven Babyboy der im Bauch heftig strampelt – er renoviert wieder sein Ein-Zimmer-Apartment scherzen wir oft. Plötzlich knurrt mein Magen so laut, dass er noch über der Decke laut und überdeutlich hörbar ist – sag ich doch, ich habe Hunger!

Der Mann macht große Augen, schaut mich an und sagt

"Der arme Kerl renoviert nicht, der kämpft gegen den riesigen Bären, der ihm da in Deinem Bauch Konkurrenz macht!!".

Der große wilde knurrende Bär aus dem Bauch war mit einem Frühstück schnell besänftigt und dann konnte auch der Babyboy wieder ruhig schlafen.

Gestern war Basar für Baby und Kinderkleidung – ganz in der Nähe. Als die Kinder davon hörten, waren sie Feuer und Flamme und wollten auf jeden Fall dorthin und quasi einen Großeinkauf starten.

Zuerst wollte ich jedoch genau sichten, was wir denn inzwischen haben und was genau wir noch bräuchten. Gesagt getan, das große Tochterkind und ich sichteten alle bisherigen Babysachen und schrieben, auf was wir haben/was wir brauchen.

Mit diesem Zettel stürmten wir also den Basar. Mein erster Basar seit vielen vielen Jahren, denn ab einem gewissen Alter der Kinder sind Basarteile einfach schon so mitgenommen, dass sie nicht mehr wirklich tragbar sind. Es war ein kleiner Basar, und unsere Ausbeute hielt sich wirklich in Grenzen, denn die meisten angebotenen Babyteile erlebten schon ihren x-ten Basarverkauf und waren in entsprechendem Zustand. Trotzdem machte das Schnäppchenjagen den Kids großen Spaß und die Basarsaison hat ja erst begonnen. Für mich hat ein Basar auch etwas von Nachhaltigkeit, nach einem Kind sind die Teile quasi nagelneu.

Den Nachmittag wollten wir etwas laufen gehen. Der Mann vermisst das lange Tourenradfahren sehr, aber wir wissen beide: Bei dem Wetter und mit meinem Bauch kann ich einfach nicht mehr 100km am Tag auf dem Rad zurücklegen. Alleine fahren macht dem Mann wenig Spaß, ich fehle ihm einfach zum Quatschen und gegenseitigem Motivieren – Radfahren war einfach immer auch Kurzurlaub für unsere Seelen.

Weil rumsitzen einfach nicht dem Naturell des Mannes entspricht, wanderte er vergangene Woche einen Tag einfach los. Als ich ihn am Startpunkt aus dem Auto steigen ließ, war es quasi noch stockfinster und so ein bisschen Sorgen machte ich mir dann doch. Aber bis Mittag hatte er schon seine Tagesetappe erreicht und war am frühen Nachmittag schon wieder zu Hause. Müde aber sehr glücklich und mit großem Spaßleuchten in den Augen.

Deshalb und um nicht als sonntägliche Couchkartoffel zu enden, beschlossen wir ganz kurzfristig, gestern Nachmittag noch ein paar Kilometer zu laufen. Das große Tochterkind und der Hund wollten mit, das kleine Tochterkind zog einen gemütlichen Nachmittag vor und so zogen wir los.

Insgesamt sind wir 7 Kilometer gelaufen, nicht weit, aber besser als nichts - ein bisschen muss ich grinsen, wenn ich die Kilometerzahl sehe. Bin ich doch noch im vergangenen September einen 5-Kilometerlauf in 34 Minuten gejoggt (schon mit Babyboy on Board, aber davon wusste ich da ja noch nichts). Und jetzt war es für mich eher ein langsames Watscheln denn ein zügiges Gehen *hi hi*. Die Symphyse hielt relativ still, Schmerzen hatte ich keine, aber einen permanenten Druck. Der Mann und das große Tochterkind passten ihren Laufrhythmus meinem an und so konnte ich mein Tempo laufen.

An einem kleinen Bachlauf, wollte ich testen, ob die aufschwimmende Entengrütze irgendwo angewachsen ist, und beugte mich zum Wasser und zupfte daran. Da ich galant aus den Knien aufstehen wollte, das Gelände aber nicht ganz eben war, verlor ich beinahe das Gleichgewicht und ruderte wild mit den Armen um nicht nach hinten umzufallen. Zitat großes Tochterkind:

"Das sah aus wie ein aufgeregter Vogel-Strauß!"

Ähm ja, danke. Nach meinem Experiment kann ich sagen: Das Entengrützenzeug hat zwar kleine Wurzeln, die sind aber nirgendwo angewachsen. Etwas grün konnten wir hier und da auch schon entdecken, auch manche Büsche treiben schon aus – schön, langsam geht es in den Frühling über… so ein klein wenig zumindest. Auch wenn es heute Nacht wieder dicke Flocken geschneit hat und heute Morgen alles weiß war! Den Abend ließen wir mit einer gemütlichen Badewanne und anschließendem Tatort ausklingen.

25. Schwangerschaftswoche

Heute beginnt die 25. Woche – der Babyboy ist laut App etwa 30 cm groß und um die 600g schwer. Noch 112 Tage bis zum ET. Die vergangene Woche war von extremen Kopfschmerzen überschattet, daher war es hier auch sehr ruhig. Wenn ich mich sonst sehr gesund ernähre, hatte ich eine Schwachstelle im Ernährungsplan – schon seit Jahren – Cola Zero. Das trank ich gerne und viel – es schmeckte mir ganz einfach, oder ich hatte mich so daran gewöhnt. Und nach bisher schon vielen erfolglosen Versuchen dieses Gebräu komplett aus meinem Ernährungsplan zu streichen, hat es mich vergangene Woche wieder gepackt und ich entschied – ENDE JETZT! Es gibt kein Cola Zero mehr, gar keins. Wie schädlich Cola ist und wie ungesund wusste ich ja schon lange und der Mann war über meinen Konsum auch schon länger besorgt. Lange Rede kurzer Sinn, ich ließ also seit vergangenen Mittwoch keine Cola mehr an mich ran und litt mit starken Kopfschmerzen quasi unter Entzugserscheinungen. Im Gegensatz zu den bisherigen Versuchen konnten mich diese Kopfschmerzen nicht dazu bewegen doch wieder zum schwarzen Gebräu zu greifen. Nein, ich blieb eisern bei Wasser und Tee. Das Kopfweh blieb leider die ganze Woche recht anhänglich und gestern am Nachmittag überkam mich wieder eine heftige Welle, der Besuch war gerade gegangen, da konnte ich kaum mehr gerade aus den Augen schauen. Der Mann packte mich ins dunkle Schlafzimmer und ich schlief zwei Stunden – anschließend war es leider nicht besser. Ein kühles Tuch auf der Stirn und Ruhe brachten am späten Abend etwas Linderung. Dem Babyboy geht es blendend, er tritt und boxt nach wie vor kreuz und quer im Bauch. Ist meine Blase zu voll, wird diese für Stepptanzdarbietungen missbraucht. Das kleine Tochterkind massierte mir am Samstagabend den Bauch mit Schwangerschaftsstreifenöl. Sie ist jedes mal aufs Neue fasziniert davon, wie fest die Tritte von innen kommen und das der Bauch davon wackelt. Der Bauchnabel ist inzwischen fast eben. Durch die Bauchspiegelungen ist er schon arg in Mitleidenschaft gezogen, man sieht jetzt sehr deutlich die Narben und er fühlt sich bei Berührung noch viel unangenehmer an als vorher schon. Schwangerschaftsstreifen sind bisher keine neuen dazu gekommen, aber wir haben ja noch Zeit.

Heute war ich wieder schwimmen und auch wenn ferienbedingt viel los war, es war sooooo schön! Im Wasser fühlt sich alles so leicht an, die ganze Unbeweglichkeit spürt man überhaupt nicht – wunderbar! Ab diese Woche gehe ich zum Aqua-Fitness für Schwangere. Meine Haare würde ich gerne wieder intensiv tönen lassen, lasse es aber dem Babyboy zuliebe schon seit Beginn der Schwangerschaft sein – entsprechend habe ich graue Haare am Ansatz.

Mein Kreislauf geht baden

Die Tochterkinder haben sich gestern zum Filme-Abend je zwei Mädels eingeladen – Zeit für Eltern sich aus dem Staub zu machen. Der Mann hat sich den Nachmittag schon frei gemacht und so fuhren wir nach langer Zeit mal wieder in Europas größte Thermenwelt und wollten uns bis zum späten Abend ein bisschen "Südseefeeling" gönnen. Schon die Hinfahrt war wunderschön, wir quatschten über alles Mögliche und genossen sogar ein paar Sonnenstrahlen, die ins Auto blitzten. Auf dem Parkplatz angekommen musste ich dringend zur Toilette, ein Liter Wasser möchte bitte nach fast zwei Stunden Fahrt wieder raus.

Ich trippelte von einem Bein aufs andere. Im Vorraum gab es kein WC und so zwickte ich die

Beine zusammen bis ich endlich meiner Schuhe entledigt (ich gebe zu, der Mann half mir dabei *g*), noch komplett angezogen in die Dusche "raste" und dort das WC aufsuchte – ERLEICHTERUNG!

Für einen Mittwochnachmittag war es schon recht voll, aber das konnte unserer Laune gar nichts anhaben – wir waren schließlich zum Genießen gekommen und das bitte die ganzen 5 gebuchten Stunden!

Um noch ein paar Sonnenstrahlen zu tanken gingen wir zuerst ins große, 34 Grad warme Außenbecken und genossen dort die Sonne die sich durch den Nebel gekämpft hatte – es war sooo schön! Ich hängte mich an den Rücken des Mannes und er zog mich durchs Wasser – welch wunderbares schwereloses Gefühl! Eine Stunde blieben wir im badewannenwarmen Wasser und ließen Körper und Seele treiben. Nun zog es uns zu den Saunen und da es dort davon reichlich Auswahl gibt, wählten wir die Geysir-Sauna – das las sich wunderbar. Da ich es ja nicht übertreiben wollte, wählte ich die unterste Ebene und legte mich auf mein Handtuch. Der Mann setzte sich eine Ebene höher und so genossen wir die feuchte Wärme der 70 Grad Sauna.

Ich fühlte in mich hinein, streichelte während dessen meinen Bauch und zweimal schoss der Geysir in der Mitte der großen runden Sauna in die Höhe – es sah toll aus. Das Licht gedämmt, die Decke mit Schieferplatten ausgekleidet. Doch plötzlich fühlte ich mich irgendwie gar nicht mehr so gut – mir war komisch und in mir rief mit einem mal alles "raus hier". Ich zog mich am Bein des Mannes ins Sitzen und bedeutete ihm ich würde raus gehen, auch wenn wir noch nicht lange hier sind. Er schien zu spüren, dass mir nicht gut war und kam sofort mit. Ich stützte mich direkt vor der Sauna an der Wand ab und setzte mich danach direkt auf eine nahe Bank, aber irgendwie wurde es nicht besser. Der Mann zog mich in den nächsten Raum, denn wir waren dicht vor einem großen plätschernden Wasserfall (wieder hohe Luftfeuchte).

Dort war eine runde Bank und die Möglichkeit die Füße in kühles Wasser zu tauchen. Der Mann fragte, ob ich mir das vorstellen könne. (Gefäße der Beine ziehen sich zusammen – Kreislauf stabilisiert sich) Ich testete und für einen kurzen Moment wurde es besser.

Leider nur für einen kurzen Moment, mir war leicht schlecht und ich fühlte ein dumpfes Gefühl auf den Ohren. Der Mann wollte mich auf eine

Liege legen, aber im Umkreis waren alle besetzt und deshalb nahm er mich an der Hand und wir gingen in meinem (Schnecken-)Tempo in Richtung unserer Liegen – die ein Stück entfernt waren. Mit jedem Schritt wurde das dumpfe Gefühl auf den Ohren wattiger, das Gesichtsfeld wurde eng, die Beine fühlten sich dick und schwer an. Sagen konnte ich nicht mehr viel, aber die Hand des Mannes drücken, das ging. Zum Glück waren zwei Schritte entfernt einige Liegen frei und der Mann schob mich auf eine und ließ mich hinlegen – Kopf runter, Beine aufgestellt – ah, es wurde langsam besser!

Um nicht noch mehr Blutstau zu provozieren empfahl mir der Mann auf die Seite zu rollen, was mir sofort Linderung verschaffte. Jetzt war ich aber richtig platt, ich fühlte mich wie durch einen Fleischwolf gedreht. Ich blieb noch einen Moment liegen und während dessen entschied der Mann "Wir fahren jetzt, das "Klima" hier ist nichts für dich!" – einen kurzen Moment flammte Protest in meinem Kopf auf – wir haben das jetzt bezahlt (für fünf Stunden) und wir sind noch nicht mal zwei Stunden davon da... Aber er hatte ja recht und außerdem kennt er in solchen Momenten keinen Diskussionsspielraum. "Lieber gehen wir auf dem

Heimweg, wenn es dir besser geht, noch irgendwo schön essen." Der Mann packte unsere sieben Sachen zusammen und brachte mich an den Ausgang zur Dusche und wartete auf der anderen Seite schon um mich direkt wieder in Empfang zu nehmen. Er half mir beim Anziehen und packte alles ein.

An der frischen Luft ging es mir gleich noch besser, ich zog die kalte Winterluft ein und der Mann setzte mich an einer Bushaltestelle, direkt vor dem Eingang zur Therme auf eine Bank und holte blitzschnell das Auto, das ein gutes Stück zu Fuß gewesen wäre.

Der Babyboy meldete sich dann auf der Heimfahrt in seiner gewohnten Art und beruhigte mich auch hier. Da ich schon ein paar Mal einen wegklappenden Kreislauf erleben musste, wusste (und konnte im Nachhinein auch artikulieren) ich wie haarscharf ich an einer Ohnmacht vorbei geschrammt bin – wären die Liegen nicht so nah gewesen, hätte der Mann mich fangen müssen. (Was er sicher auch irgendwie hinbekommen hätte). Zu Hause um 21 Uhr begrüßten uns große Kinderaugen:

"Was macht ihr denn _schon_ hier?"

„Keine Sorge, wir wollen gar nicht stören, wir gehen gleich ins Bett."

26. Schwangerschaftswoche

Heute beginnt die 26. Schwangerschaftswoche – noch 105 Tage bis zum Entbindungstermin. Diese Woche werde ich also ein Uhu. Laut App ist der Babyboy diese Woche 35cm lang und 660 g schwer! Diese Woche ist wieder einiges passiert. Am Mittwoch waren wir in der Therme, da ging ja (wie bereits geschrieben) mein Kreislauf etwas baden. Am Freitag war das erste Mal Geburtsvorbereitung im Wasser. Ich war gespannt, was mich erwartet, aber es war klasse.

Eine tolle Hebamme macht den Kurs. Ich hatte etwas die Befürchtung, weil sie eine Beleghebamme in einem Krankenhaus ist, sie könnte nicht besonders positiv auf meine angestrebte Hausgeburt reagieren, wollte damit auf Nachfrage aber auch nicht hintern Berg halten. Im Gegenteil, sie kennt meine Hebamme, ich soll sie lieb grüßen und sie war überrascht, aber überhaupt nicht voreingenommen. Somit hatte sie schon mal einen Bonusstein im Brett bei mir und das, noch bevor meine Zehnspitzen das Wasser berührt hatten. Die anderen

Schwangeren sind auch sehr nett, die meisten Erstgebärend, manche Zweit-, eine Drittgebärende und eine Frau bekommt Zwillinge.

Es ist eine bunte Mischung der Schwangerschaftswochen, von noch ganz am Anfang bis zur 26. Woche. Aber ich habe mich auch recht spät für den Kurs entschieden, denn eigentlich wollte ich überhaupt gar keine Geburtsvorbereitung machen, aber als ich was von "Wasser" las, da zog es mich magisch an. Die Kursstunde war toll: Etwas Fitness, etwas Atemübung und etwas Entspannung – schwups war die die Stunde rum. Bei diesem Kurs erfuhr ich nebenher, dass mein ehemaliger Frauenarzt nicht nur mit mir so umgesprungen ist – das scheint seine Art zu sein. *aha* Ich war übrigens ein bisschen Exot, dafür hätte allein schon die vierte Schwangerschaft gereicht – aber ich habe mit der Hebammenvorsorge und der Hausgeburt noch einen drauf gesetzt – aber ich wollte keine Märchen erzählen, wenn man mich danach fragt... *lächel*

Meine Eltern waren vergangene Woche auch noch mal da, meine Mom fragte schon am Telefon:

"Sollen wir dir noch was aus der Bahnhofsapotheke mitbringen?"

Und auf das Thema Hausgeburt haben sie auch recht gelassen reagiert – ich war überrascht! So kommentarlos hätte ich das Thema mit ihnen nicht erwartet – aber vielleicht waren sie auch nur sprachlos und die Diskussion kommt noch.

Das Babybettchen konnten wir am Samstag endlich umgearbeitet vom Schreiner abholen, ich weiß nicht warum, aber ich war schon ganz kribbelig – ich habe noch ewig Zeit bis zum ET, aber das das Bett nicht da ist, brachte mich fast aus dem Konzept. Der Schreiner lobte die tolle Qualität des Bettes und das nur deshalb ein so "leichter Umbau" möglich gewesen wäre, warum hat das dann gleich so lange gedauert? Jetzt hat das Bett also eine Gitterseite weniger (die steht im Abstellraum oben und wartet auf ihren späteren Einsatz) und das Bett kann als Balkon an unser Bett gestellt werden. Das kleine Tochterkind war mit Feuereifer dabei, als ich das Bett vom Schreinerstaub abwusch und dann die Matratze wieder rein legte – sie dekorierte schon den ganzen Kleinkram hinein und bedauerte, dass es noch sooo lange dauert, bis zum ET. Dann kann ich ja jetzt bald den Himmel nähen – der Stoff wartet ja schon.

Beim Thema Bett fällt mir gleich das Thema Schlafen ein….. ich schlafe entweder besonders gut, oder besonders schlecht! Eigentlich geht es mir rundum gut, sowohl körperlich, als auch seelisch, warum träume ich dann so blödes Zeug, dass ich nach dem Aufwachen ewig nicht mehr schlafen kann?

Gestern Abend im Bett drehte der Babyboy in meinem Bauch so auf wie noch nie, der Bauch flog quasi von einer Ecke in die andere, es schlug Wellen und wenn ich leise klopfte, kam kurz drauf ein Tritt/Schubs zurück. Ich fühlte etwas auf dem Bauch herum und musste fast ein bisschen heulen, als ich mir sicher war, das da ein kleiner Arm liegt, ich fühlte genau den Arm und den Ellenbogen, der angewinkelt unter meinen Fingern zu spüren war. Ich war total aus dem Häuschen und auch der Mann fühlte, was ich gespürt hatte. Dann drehte der Babyboy sich einmal quer, die Füße drückten auf der linken Seite weit aus dem Bauch heraus und der Körper lag etwas unterm Bauchnabel und streckte sich zur rechten Seite heraus, da bohrte (wahrscheinlich) der Kopf zur Seite raus – es war fast unangenehm. Er war aus dieser Position nicht mehr wegzukriegen, es schien ihm sehr bequem. Oben und unten war der Bauch etwas eingesunken und in der Mitte lag quer rüber der kleine Babyberg. Diese Turnstunde dauerte auch so lange wie bisher noch nie! Nach kurzer Pause, in der ich von hinten an den Mann angekuschelt, eingeschlafen war, boxte der Babyboy weiter, diesmal in den Rücken des Mannes (der das allerdings sehr genießt).

Heute Morgen hatte er sich mit dem Kopf wieder nach unten gedreht und sein Rücken lag auf meiner rechten Seite – klar, denn die Plazenta liegt hinten links. Mal sehen wie lange solche Akrobatikakte noch möglich sind. Ich bin gespannt, was die Hebamme heute Abend sagt, heute ist wieder Vorsorge – ich freu mich drauf!

27. Schwangerschaftswoche

Lieber Babyboy,

Heute ist Donnerstag, die halbe Woche ist schon um und wir nähern uns mit großen Schritten der 28. Schwangerschaftswoche. Du bist inzwischen riesig geworden. Dein Rücken nimmt, wenn Du auf Deiner Lieblingsseite liegst – in meinem Bauch rechts – die ganze Seite ein. Als Dein Papa und ich in Hamburg waren, konnten wir Deinen Kopf fühlen. An diesem Tag lag er oben rechts, dann ging eine kleine Einbuchtung rein (Dein Hals?) und dann kam der Rücken. Es ist so schön Dich zu (er)spüren, Deine Tritte, Dein Ruckeln, Dein Zappeln – so oft wackelt der ganze Bauch. Jeden Morgen pünktlich um 5:30 – also eine Stunde vor dem Wecker, meldest Du zuverlässig: "Die Blase ist voll, bitte dringend leeren!" Und hörst erst auf das Blasentrampolin zu malträtieren, bis ich die Blase entleert habe. Oft bin ich dann wach und kann nicht mehr schlafen. Entweder hören wir dann Musik – Dein Lieblingsstück, oder wir kuscheln. Du scheinst Musik zu mögen und ein paar Stücke haben es Dir besonders angetan, dann wirst Du ganz ruhig.

Die letzten beiden Tage war Dein Papa beruflich unterwegs und wir mussten die Nächte allein verbringen. Es schien fast, als würdest Du den Rücken, an den ich sonst so gerne den Bauch kuschel, (den Du so gerne beboxt) suchen. Deine Tritte und Knuffe gingen komplett nach vorne gegen die Bauchdecke. Tagsüber bist Du inzwischen auch viel wach, am ehesten, wenn ich sitze. Laufen macht Dich müde und Du schläfst ein, außer die Blase ist voll, Du gibst erst Ruhe, wenn diese wieder leer ist. Platz scheint noch genügend da zu sein, denn Du drehst Dich munter wie es Dir gefällt – gerne auch mal quer in Deine Hängematte. Mal sind die Füße oben, mal unten… aber zum finalen Dreh hast Du ja noch viel Zeit. Die Hebamme war auch sehr zufrieden mit Dir. Deine Herztöne waren hervorragend. Doch als ihre

Hände nach Dir suchten und beherzt in den Bauch griffen – natürlich mit vorheriger Ankündigung und langsamen herantasten – lagst Du ganz still. Sobald jedoch Papas Hände/ oder Stimme am Bauch sind, bist Du aktiv und munter. Du liebst es nach wie vor, wenn Dein Papa Dir den Rücken massiert, und schmiegst Dich dann feste an die Bauchdecke der Hand entgegen. Auf der anderen Seite drücken dann die Füße gegen die Wand, damit Du möglichst nahe an der Hand liegst. Oft lässt Du Dich damit auch von hinten nach vorne locken. Bücke ich mich nach vorne, knuffst Du mich und erinnerst mich sehr schnell an den Platzmangel, den Du hast. Du hast inzwischen einen Namen, den aber nur der engste Familienkreis kennt. Seit einer Weile sprechen Dich auch alle Familienmitglieder mit Deinem Namen an. Nur hier im Internet bist und bleibst Du der Babyboy.

Wir freuen uns alle so sehr auf Dich, Du kleines Wunder! Deine Mama

Der Babyboy ist laut App inzwischen 37cm lang und ca 900g "schwer". Wobei er immer noch viel Platz für seine Turnstunden zu haben scheint. Er kann nach wie vor quer liegen, oder kopfüber und unter. Mal treten kleine Füßchen nach unten, mal nach oben. Ich bin weiterhin entspannt, er wird sich drehen – irgendwann. Seine Schwestern haben ihm den Platz anscheinend so vor-gedehnt, dass er nun leichtes Spiel hat und dies genießt. Bei manchen Tritten atme ich inzwischen schon tief ein, meist aus Schreck, aber lange dauert es nicht mehr, dann ziept es. Heftiger Schluckauf plagt ihn auch öfter, das rhythmische Zucken fühlt sich am ehesten an, als würde einem das Augenlid zucken.

Die Töchter sagen morgens immer wieder "ist der Bauch über Nacht gewachsen?" Klar, er explodiert quasi jede Nacht. Abends zwickt mein Rücken inzwischen eher regel- statt unregelmäßig. Langes sitzen oder Langes stehen werden umgehend mit Rückenschmerzen bestraft. Das sorgt mich etwas, denn noch ist der Babyboy ja relativ leicht und wir haben noch ein paar Wochen. Die Symphyse ist dafür mit den Globuli recht gut im Griff und nach der langen Autofahrt nach Hamburg hatte ich *toi toi toi – auf Holz klopf* keine größeren Beschwerden mehr.

Am Freitag war wieder Schwangerschaftsgymnastik Aquafit und ich habe es sehr genossen – wir haben zwar ordentlich gearbeitet, aber im Wasser fühlt sich alles so leicht an – zudem hatten wir Unterstützung durch Schwimmnudeln. Wenn es ganz schlimm kommt, werde ich die letzten Wochen im Schwimmbad wohnen. *hihi*

Das kleine Tochterkind ist über den Winter ihrem Fahrrad entwachsen und so kauften der Mann und das kleine Tochterkind ein neues Rad, während ich bei der Aquagymnastik war. Bisher war das kleine Tochterkind nicht sehr begeistert von längeren Radtouren, musste doch mindestens am Ende eine große Portion Eis oder etwas anderes aussichtsreiches warten um sie auf den Drahtesel zu bemühen – aber bitte trotzdem nur kurze Runden! Die Touren im Sommer fuhren nur der Mann und ich alleine, sie blieb lieber zu Hause. Mit dem neuen Rad fuhr sie gleich vom Händler nach Hause. Kaum angekommen verkündete sie, sie will am Samstag gleich eine Tour fahren. *hui*. Nach dem samstäglichen Einkauf im Hofladen und auf dem Markt, fuhren der Mann und ich noch in einen großen Babyfachmarkt. Wir brauchten noch eine Art Laufstall, wobei uns die normalen Laufställe alle nicht gefielen. Er sollte die Möglichkeit für ein Tageschläfchen bieten, schön aussehen und sich im Wohnbereich einfügen, nicht zu sperrig, aber auch nicht zu klein sein und eine Matratze haben. Der Mann rüttelte an verschiedenen Laufstallmodellen und fand alle zu "windig". Zudem war nur bei einem Modell eine Matratze zukaufbar, der gefiel uns aber nicht. So zogen wir weiter durch den Babymarkt und blieben beim Stokke Sleepi hängen. Anfangs in der Mini-Version, quasi wie ein Stubenwagen, später in der erweiterten Version als Laufstall und für ein Tagschläfchen. Dazu vernünftige Gummirollen (soll ja in der kompletten unteren Ebene des Hauses immer dabei sein)– nicht wie die meisten Laufställe Plastikrädchen, die schon beim Hinsehen blockierten. Zudem das Angebot: kaufe Version Mini und Kinderbett und bekomme Erweiterung für Juniorbett dazu geschenkt. Die Beratung war auch gut und so kauften wir für den Wohn-Essbereich das Sleepi – noch ein Nestchen, ein Himmel und ein bisschen Trallala dazu und weil wir gerade daran vorbei liefen noch ein Babyphone. Zu Hause baute mein selbst schwer dem Nestbautrieb verfallener Mann gleich das Bettchen auf. Seither steht es im Wintergarten, wartet auf seinen Einsatz und sieht bis dahin einfach nur schön aus.

Das Wetter war Samstagnachmittag mittelprächtig, aber der Mann und das kleine Tochterkind starteten trotzdem zu einer "kleinen Fahrrad-Tour". Ich wollte lieber zu Hause bleiben und im Nähzimmer verschwinden und das Badehandtuch mit dem Namen des Babyboy besticken.

Nach 25 km kamen Mann und kleines Tochterkind wieder zu Hause an. Das Kind strahlte und war begeistert vom neuen Rad. Am Sonntag zog es das kleine Tochterkind wieder aufs Rad. Diesmal fuhr ich auch mit. Wir planten die gut 14 Kilometer bis zu einer Ausflugsgaststätte zu fahren und, sollte es nicht gehen, jederzeit umzudrehen. Bei der Gaststätte tranken wir etwas und aßen ein Stück Kuchen. Dann machten wir uns bei strahlendem Sonnenschein, aber kühlen Temperaturen wieder auf den Heimweg. Nach 32 Kilometern kamen wir zu Hause an. Ich fuhr alles recht langsam (im Vergleich zu den Touren im Sommer) und der Mann hätte mich jederzeit abgeholt, oder wir hätten die Bahn genommen, wäre es nicht gegangen. Die letzten zwei Kilometer hatte ich dann keine Lust mehr, sagte aber nichts, mir tat der Po weh und der Rücken ziepte, aber so knapp vor dem Ziel aufgeben? Ne! Der Mann schimpfte später ordentlich mit mir, schließlich hatten wir das anders vereinbart. Ich sag ja, zum dicken Bauch kommt in der Schwangerschaft noch der Dickkopf dazu. Weil ich schon arg durchgefroren war, steckte der Mann mich zu Hause in die Badewanne und kümmerte sich wieder um das Abendessen – sagte ich schon wie sehr ich diesen Mann liebe?

Wende – kleine Babyfüße in der Rippe

Seit heute fühlt sich die Unterseite meiner rechten Rippe etwas wund an. Dort stochert ein kleiner Babyfuß, oder zwei? Ich bin sehr erstaunt, dass die kleinen Füße schon so weit oben sind.

Die großen Schwestern scheinen in meinem Bauch ganze Arbeit geleistet zu haben – die Höhle scheint ordentlich vor-gedehnt. Ich glaube so, früh war noch kein Baby so weit oben! Wenn das so weiter geht, ist er der Erste, der mir das Gaumenzäpfchen kitzelt – von innen.

Im Sitzen brennt es immer wieder an der Innenseite der Rippe, es ist gut aushaltbar, aber da. Morgen werde ich mich mal um Arnika-Globuli kümmern. Gestern über den Tag war es in meinem Bauch sehr unruhig. Der Zwerg rumpelte und drückte, schob und quetschte hin und her. Über Nacht scheint er sich umgedreht zu haben, denn seit heute Morgen liegen die Füßchen unter der rechten Rippe, dauerhaft und der Kopf scheint unten zu liegen. Mal sehen, ob es so bleibt. Der Mann spürte gestern Abend ein kleines Händchen unter der Bauchdecke – die beiden hielten quasi durch meinen Bauch getrennt eine ganze Weile Händchen zusammen. Es war so schön anzusehen und zu fühlen, mir ging förmlich das Herz auf.

29. Schwangerschaftswoche

Herzlich willkommen 29. Schwangerschaftswoche. Laut App wiegt der Babyboy inzwischen mehr als 1 kg und ist vom Scheitel bis zu den Zehen 38 cm lang. Wie bereits geschrieben, hat er sich wohl mit dem Kopf nach unten gedreht und bisher behält er seinen Kopfstand bei. Die Füße drücken nach wie vor in die rechte Rippe – mal mehr mal weniger brennend. Die Arnica-Globuli helfen aber in Verbindung mit hinlegen ganz gut. Sonst genieße ich die Tritte und Boxer sehr, genau wie das Bauchwackeln, welches ich nach wie vor stundenlang beobachten könnte. Der Bauch ist komplett ins Familienleben integriert: Die Kinder verabschieden sich, wünschen einen guten Morgen/eine gute Nacht/einen schönen Tag, streicheln beim Umarmen und auch so immer mal wieder drüber und das kleine Tochterkind malt sich tausend und eine Situation aus, wie es wohl sein wird WENN....

Seit vergangener Woche gehe ich abends, oder nach größerer Anstrengung wie eine Ente – also im Watschelgang. *quack quack* Wobei der Mann das liebevoll "Pinguin-Jogging" nennt. Man spürt, dass das letzte Drittel angebrochen ist und alles einen ticken anstrengender wird. Ich bin wirklich froh über unsere gute Fee im Haus, die sich um die Sauberkeit kümmert. Der Erkältungsstreifschuss von letzter Woche setzte leider nochmal auf mich an und zielte recht genau. Vergangene Woche war nur ein leichtes "Schlappgefühl" gepaart mit einer dauerlaufenden Nase – ich machte normal weiter. Die Aqua-Gymnastik ließ ich allerdings ausfallen, schließlich wollte ich es nicht übertreiben. Freitag verbrachte ich viel Zeit auf der Terrasse – der Mann machte den Garten frühlingsstartklar und ich kehrte die Terrasse (bis der Mann schnell(er) den Besen schwang und ruckzuck fertig war) und dann saßen wir noch ein bisschen Frühling genießend draußen.

Samstag waren wir mit einer Dame verabredet, die uns verschiedene Stoffwindelsysteme zeigte und erklärte. Abschließend haben wir uns noch für kein Windelsystem endgültig entschieden. Auf der anschließenden Heimfahrt war ich richtig platt. Zu

Hause kippte ich quasi aus den Schuhen auf das Sofa und stand dort so schnell nicht mehr auf.

Von einem Moment auf den anderen beglückten mich wieder starke Kopfschmerzen, Halsweh und ein Gefühl, einen dicken Mühlstein um den Hals zu haben. Die Kids und der Mann kochten und erledigten alles rundrum. Um 19 Uhr lag ich im Bett und war sofort eingeschlafen. Immer wieder geweckt von starkem Durst und dem dringenden Bedürfnis, die Blase zu leeren. Der Babyboy war relativ ruhig, meldete sich aber regelmäßig.

Auch den Sonntag verbrachte ich zu großen Teilen im Bett, denn ich fühlte mich fiebrig und erledigt, der Babyboy war noch immer ruhig, aber schon aktiver als Samstag. Seit heute geht es wieder besser, noch nicht perfekt, aber ok. Dafür wachte der Mann heute mit Hals- und Kopfschmerzen auf und auch das kleine Tochterkind klagte über dieselben Symptome. Heute hüpft, tritt und boxt der kleine Bauchzwerg wieder ganz normal.

Der Bauchnabel ist inzwischen relativ eben, nur noch eine kleine Vertiefung. Besondere Gelüste habe ich eigentlich nicht – nach wie vor könnte ich dauernd Käse essen, aber den mag ich auch ohne Schwangerschaft unheimlich gerne, sonst Obst, Gemüse und Salat.

Im Schlafverhalten gab es in der vergangenen Woche noch eine Veränderung…abgesehen von der Tatsache, dass ich wenige Augenblicke (dauert es überhaupt solange?) nach dem die Augen zu sind tief und feste eingeschlafen bin. Der Mann und ich haben ein 1,80m breites Bett mit durchgehender Matratze, weil wir es überhaupt nicht leiden können, wenn einer in der "Besucherritze" liegen muss und eine durchgehende 2,60 breite Bettdecke.

Nun wache ich nachts regelmäßig auf und "scheuche" den Mann wieder in "seine" Hälfte des Bettes. "Seine" Hälfte stimmt so allerdings nicht ganz, denn ich beanspruche inzwischen 3/4 des Bettes für mich (laut Mann noch viel mehr), weil ich quer mit einem ausgestreckten und einem angezogenem Bein auf einem Kissen im Bett liege. Da bleibt für den Mann nicht mehr viel – er redet von "fast gar nichts mehr".

Gestern vor einem Jahr!

Gestern vor einem Jahr lag ich unterm Messer bzw. unter mikrochirurgischer Nadel und Faden und wurde refertilisiert. Es kommt mir vor, als sei es schon ewig her.

Ein Jahr später wohnt der Babyboy in meinem Bauch und wir freuen uns alle so sehr auf ihn, dass es kaum in Worte zu fassen ist. Noch 81 Tage bis zum ET. Hätte ich auf meinen damaligen Frauenarzt gehört, hätten wir die OP nie gewagt und wären den harten und steinigen Weg der Kinderwunschbehandlung gegangen. Ein Jahr danach ist die Narbe kaum mehr zu sehen und an den meisten Stellen sehr verblasst. Und ich sehe sie im Augenblick sowieso nicht, denn da ist ein kugeliger Babybauch drüber.

Es war für uns genau die richtige Entscheidung und dem Professor bin ich, sind wir, unheimlich dankbar für seine hervorragende Arbeit und vor allem seine Menschlichkeit!

30. Schwangerschaftswoche

Heute beginnt die 30.!! Schwangerschaftswoche, Wahnsinn, die Zeit verfliegt. Bis zum ET sind es noch 77 Tage. Der Babyboy ist laut App knapp 1,2 kg (ja, wir zählen inzwischen in kg) "schwer" und 39 cm "lang".

Es geht mir wirklich gut! Die Rippe zwickt hier und da ein ganz klein wenig, aber nicht nennenswert – bzw. die Globuli liegen noch unangetastet hier. Wenn ein Anruf der Hebamme immer solche Wunder wirkt, dann rufe ich sie jetzt wegen jedem Zipperlein um Hilfe an - ich telefoniere mit ihr, frage nach dem passenden Mittelchen und schwups sind sie Schmerzen verschwunden.

Vergangene Woche hatte ich nachts zum ersten Mal einen Anflug von Wadenkrampf, dieser ließ sich aber mit Entspannung noch vor dem Ausbruch abwenden. Schlafen geht nur noch auf der Seite, mit Kissen unter dem angezogenen Knie. Und wenn ich zum Bett wärmen mal wieder das Heizkissen bemühe und mich dann auf die warme Stelle lege, kuschelt sich ein kleiner Rücken in meinem Bauch auch gerne auf die warme Bettseite.

Samstag morgen bin ich aufgewacht mit dem dringenden Bedürfnis unser Schlafzimmer babygerecht (nach meinen Schwangerenvorstellungen) zu machen. Erzählte dem Mann noch ins Bett gekuschelt davon, doch dieser war erst gar nicht so sehr angetan. Er ließ meine Ideen während dem Markteinkauf und Hofladenbesuch auf sich wirken und als wir am Mittagstisch saßen, fand er die Pläne zumindest mal betrachtungsbedürftig. Wir gingen also ins Schlafzimmer und besahen die Pläne näher – zwei Stunden später war alles erledigt. Das kleine Tochterkind half tatkräftig mit und am Ende zog sogar das Babybettchen schon ins Schlafzimmer ein. Noch steht es nicht an meinem Bett, habe ich so schon genug damit zu tun mich aus dem Liegen wieder ins Stehen zu bringen. Da muss ein Anstellbettchen es mir nicht noch zusätzlich schwer machen. Wir brachten noch ein Fliegengitter am Fenster an, da der Hund das Plissee an der Balkontüre angeknabbert hat, bestellte ich hier auch noch ein neues. Bisher war unser Bett tagsüber mit Dekokissen belegt, diese wurden am Wochenende auch aus dem Schlafzimmer "verbannt" – auch wenn es unheimlich schön aussieht, für die kommenden Monate ist praktisch wohl die bessere Alternative.

Sonntag morgen hatte den Mann die zweite Welle der Erkältung erwischt. Fieber, Hals- Kopf- und Gliederschmerzen, wie bei mir am vergangenen Wochenende. Er ergab sich und blieb den Großteil des Tages lieber im Bett. Sogar Gesellschaft war ihm teilweise zu viel und deshalb ging ich ins Nähzimmer und machte mich an den Betthimmel für den Babyboy. Er ist bis auf den unteren Saum nun auch fertig und hängt im Augenblick (zum Abstecken) probehalber am Bett. Das kleine Tochterkind hätte sich am liebsten selbst gleich im Babybett einquartiert.

Heute Vormittag war ich wieder schwimmen – es geht noch, auch wenn ich von so mancher fitten Oma inzwischen überholt werde. Egal, es macht großen Spaß. Allerdings zwickten nach 45 Minuten meine Mutterbänder ziemlich und ich brach für heute ab.

Am Mittwoch kommt unsere Hebamme wieder zur Vorsorge. Der Mann kann leider nicht dabei sein, er ist beruflich wieder unterwegs. Sie bringt am Mittwoch die Hausgeburtsliste mit und Blut wird sie mir auch abnehmen.

Noch ein paar Kleinigkeiten in Kurzform:

- Haut: sehr gut, kaum Pickelchen, alles wunderbar!
- Haare: Wachsen wie eh und je – also unkrautmäßig, fetten seit Beginn der Schwangerschaft fast überhaupt nicht, was ich sonst gar nicht kenne. Nägel: brüchig wie eh und je, also keine Veränderung.
- Bauchnabel: Ist immer noch fast eben, aber nicht geploppt.
- Wassereinlagerungen? Ab und an ganz wenig, aber durchs Schwimmen und immer mal wieder Kartoffeln essen, absolut nicht problematisch.

- Symphyse: Seit ich beim kleinsten Anzeichen Globuli nehme, absolut kein Thema. Ich wünsche mir, dass es so bleibt.
- Gelüste? Nichts nennenswertes, Kuchen könnte ich auch außerhalb der Schwangerschaft zu jeder Tages- und Nachtzeit essen. Hat also mit Schwangerschaft nichts zu tun.
- Sodbrennen? Bisher auch kaum, wenn es kommt, esse ich fünf geschälte Mandeln gut zerkaut und es ist weg.
- Krampfadern? Hatte ich bisher in keiner Schwangerschaft – bis jetzt auch nicht. Ich hoffe ebenfalls, das bleibt weiterhin so.
- Schwangerschaftsstreifen? Es sind keine Neuen dazu gekommen, aber da haben die drei Mädels ja gut vorgebaut.
- Rückenschmerzen? Fast gar nicht, wenn ich lange stehe oder in unguter Position sitze, dann etwas, aber mit Becken kreisen und Bewegung ist es gleich wieder gut.

Schwangerschaftshormon-Chaos

Da der Bauch vorgestern sehr oft hart wurde, bekam ich gestern vom Mann strikte Schonung verordnet. Er war selber noch nicht wieder ganz fit, aber zeigte mir deutlich die dunkelgelbe Karte – wobei er sonst Nerven hat wie Drahtseile und quasi durch nichts aus der Ruhe zu bringen ist, hier gab es keinen Diskussionsspielraum. Ich schonte mich also und machte wirklich langsam. Der Bauch blieb butterweich. Sehr schön. Gestern Nachmittag gingen der Mann und ich noch ein Eis essen. Anschließend fuhr der Mann mit seinem gepackten Koffer geschäftlich nach Frankfurt. Zu Hause hatte das kleine Tochterkind inzwischen zwei Freundinnen da gehabt und wir gaben uns quasi die Klinke in die Hand, denn das kleine Tochterkind ging zum Sport. Ich richtete für die Kinder das Abendbrot her. Frischkäse-Kresse-Brot mit Bergblumenkäse (Rohmilch und daher nichts für mich), geschnittenen Gurken und Paprika. Da Brot für mich zum satt essen noch immer ein "bäh"-Gefühl-Problem darstellt, wollte ich das kleine Schälchen Grillgemüse vom Mittagessen, das im Kühlschrank stand.

Das große Tochterkind speiste bereits, als ich den Kühlschrank öffnete. Das Schälchen war weg, mein Abendessen verschwunden? Ich hatte das Schälchen selbst in den Kühlschrank gestellt – das große Tochterkind zuckte ungerührt die Schultern, verwies auf Papa oder kleines Tochterkind. Und was passiert in meinem Schwangerschaftshormonchaos? Ich stehe vor dem offenen Kühlschrank, und fange an zu heulen wie ein Schlosshund. Wegen einem aufgegessenen Schälchen Grillgemüse! Bin ich bescheuert?

Diese Frage kann ich heute stellen, gestern war ich total vernebelt, nicht mehr ansprechbar und schon gar nicht zurechnungsfähig– bei dem Gedanken an gestern schäme ich mich in Grund und Boden! Heute! Gestern fühlte es sich wahrlich an, als ginge gerade die Welt unter, weil das kleine Tochterkind, wie sich später raus stellte, nachmittags mit ihren Freundinnen Reis gekocht und sie dazu das Gemüse vertilgt hatten. Gut, die ganze Tüte Ostereier hätten sie anschließend nicht mehr wirklich gebraucht, aber Pubertäter sind einfach Fressraupen mit mindestens zwei Köpfen und sieben Mägen. Der angerufene Mann versuchte, mich zu beruhigen. Er erklärte ganz ruhig, dass morgen die Welt schon wieder besser aussähe, ich entweder was zu Essen bestellen sollte, oder mir das machen, auf das ich Lust habe. Er redete mit Engelszungen. Dabei kam er nicht wirklich zu meinen freien Hirnwindungen durch, aber er mühte sich redlich. Irgendwann beruhigte ich mich wieder und aß doch ein Brot, ohne Käse, dafür mit Butter und Kresse und ging dann ins Bett.

Hebammenvorsorge

Gestern war wieder Vorsorgetermin. Wir saßen wieder gemütlich am Esstisch und haben etwas getrunken und ein paar Kekse gemümmelt, nebenher besprochen wie es mir geht. Dann hat sie den Blutdruck gemessen – wie immer recht niedrig. Ödeme? Keine. Krampfadern? Keine….

Jetzt kam das kleine Tochterkind dazu, denn nun kamen die interessanten Dinge für sie – außer Kekse schnabulieren. Nach dem Umzug aufs Sofa, wo der Bauch vermessen und die Herztöne des Babyboys wieder für alle hörbar gemacht wurden, tastete Petra nach der Lage. Der Babyboy verzog sich in die Untiefen des Bauchs und zeigte ihr eine lange Nase. Ich bin nach wie vor der Meinung, er liegt in Schädellage – aber Petra war sich nicht sicher und sagte:

"Entweder er hat ein spitzes Hinterteil, oder er sitzt in deinem Bauch".

Selbst wenn er noch sitzt, Petra ist ganz entspannt und der Meinung wir haben noch viel Zeit. Sollte er bis vier Wochen vor Termin seine Lage nicht eindeutig tasten lassen, wird ein kurzer Ultraschall gemacht, da wird er es uns dann auf jeden Fall zeigen (müssen). Bevor Petra den Bauch abtastet, wärmt sie sich kurz die Hände an und fängt ganz langsam an zu tasten. Dann greift sie aber beherzt in den Bauch. Das kleine Tochterkind war später sehr entsetzt:

"Mama, sie hat deinen Bauch geknetet wie einen Pizzateig!?". Ich glaube, sie war so entsetzt, weil ich sonst auf quicke, wenn das kleine Tochterkind ihren spitzen Zeigefinger in den Bauch pikt – denn das ist wirklich unangenehm. Die Herztöne sind wunderbar, die Lage wollte er lieber nicht preisgeben und die Maße sind alle genau wie sie gehören. Dann zog ich mich wieder an und wir setzten uns wieder an den Tisch.

Blutabnahme im Esszimmer – das gab es bisher auch noch nicht. Aber Petra hatte alles dabei und so zog sie das Röhrchen Blut ab und machte es gleich versandfertig. Das große Tochterkind steckte kurz den Kopf zur Türe rein – sie kam gerade aus dem Nachmittagsunterricht. Dann sprachen wir noch über pro und contra Stoffwindeln und darüber, warum in den ersten zwei Wochen ein dünnes Baumwolle- bzw. Seidemützchen auch im Haus Sinn macht. Ob ich genügend Wickelbodys gekauft habe und warum diese besser seien als die "über-Kopf-zieh"-Modelle. Unser nächster Termin ist in knapp vier Wochen, anschließend im zwei Wochen Rhythmus – was schon? Und dann gibt es auch schon das Geburtsgespräch – noch 74 Tage bis zum Entbindungstermin – weniger als 2 Monate bis Beginn der Rufbereitschaft.

31. Schwangerschaftswoche

Heute beginnt die 31. Schwangerschaftswoche. Laut App ist der Babyboy etwa 40 cm groß. Gewicht wird für diese Woche keins angegeben. Seit heute haben die Kinder für zwei Wochen Ferien, "passend" dazu empfing mich heute Morgen eine dicke Schneedecke beim Blick aus dem Fenster. Wenn der Winter so weiter macht, dann kommt der Babyboy im Juni im Tiefschnee auf die Welt und meine ganzen Schwangerschaftskleider und T-Shirts, die ich schon längst gekauft habe, liegen weiter unbenutzt im Schrank. Allein der Schuhe wegen wäre es nett, wenn der Frühling sich langsam aber sicher längerfristig bei uns einrichten würde. Meine Winterstiefel haben einen Reißverschluss, das Einsteigen und Schließen erfordert einiges an Verrenkung und Ächzen . Die Frühlings-Schuhe wären Schlupfschuhe und würden mir das Leben ungemein erleichtern. Also Frühling, los jetzt, ich warte!

Freitag Abend bekam ich wieder wahnsinnige Rippenschmerzen rechtsseitig. Ich versuchte, mich möglichst lang zu strecken, und beugte mich eher nach links um die Schmerzen erträglich zu machen, doch es half nicht. Dann nahm ich die Globuli, die Petra mir für diesen Fall empfohlen hatte und legte mich ins Bett. Es dauerte eine ganze Weile, doch dann konnte ich einschlafen und als ich aufwachte, war ich schmerzfrei. Ich war erleichtert und glücklich.

Samstag waren wir bei meinen Eltern eingeladen, mein Vater hatte Geburtstag. So machten wir uns auf den Weg ins Allgäu. Vormittags fuhren wir noch in Ermengerst vorbei, bei Frau Stadelmanns Natur-Laden. Das kleine Tochterkind hätte am liebsten den ganzen Laden leer gekauft, doch wir konnten sie bremsen und so blieb es für den Babyboy bei einem Seidenmützchen und einer Latzhose. Für mich gab es noch Seidenstilleinlagen, ein Stillnachthemd, ein Stillshirt und ein Stillkleid – alles kurzarm und auch in der Schwangerschaft tragbar – ich sag es ja, Frühling.

Dann ging es weiter in die Bahnhofsapotheke – wo wir uns mit einigen Produkten für den Babyboy eindeckten. Nächste Woche Freitag kommt das Regal vom Schreiner, dann kann der Wickeltisch eingeräumt und das Regal mit Kleidung für den Babyboy bestückt werden.

Mittags gingen wir mit meinen Eltern essen. Als wir uns gegen 16:30 Uhr auf den Heimweg machten, war ich platt. Das lange Autofahren, der Einkaufsmarathon und der Besuch mit anschließender Heimfahrt hatten es wirklich in sich. Zu Hause angekommen bekam ich auch prompt wieder starke Rippenschmerzen – zu viel Sitzen scheint den Schmerzen zuträglich. Ein Glas Wasser mit aufgelösten Globuli und ab ins Bett, lang hinlegen. Es dauerte wieder einige Zeit, aber dann wurden die Schmerzen leichter. Für den Sonntag nahm ich mir vor, möglichst viel zu liegen, langes Sitzen vermeiden und zu sehen, ob die Schmerzen so wegblieben. Wir verkuschelten viel vom Sonntag und auch sonst beschränkte sich meine Aktivität eher auf Laufen und Stehen. Abends hatte ich schon Angst vor den Schmerzen, doch sie blieben komplett aus – ich war unheimlich erleichtert.

Gestern Abend bekam der Mann noch starke Ohrenschmerzen und eine leicht geschwollene

Gesichtshälfte– er hatte die letzten Tage immer noch den hartnäckigen Schnupfen und so bekam er gestern Abend einen Zwiebelwickel mit Engelwurzbalsam – der ihm zum Glück über Nacht den Schmerz nahm. Er ist heute Morgen um kurz vor fünf aufgestanden und zum Kundentermin gefahren. Als ich gestern verkündete, ich fahre heute ins Schwimmbad und die Kinder könnten gerne mit, da waren sie Feuer und Flamme. Heute Morgen um 9 Uhr weckte ich beide und da entschied das kleine Tochterkind kurzfristig, sie bleibe liegen und ziehe Ausschlafen dem Schwimmen gehen vor. Das große Tochterkind fuhr mit. Eine Stunde bin ich geschwommen und fühlte mich heute wieder pudelwohl, kein Zupfen der Mutterbänder, alles wunderbar.

Beim Mittagessen erzählte das kleine Tochterkind von ihrem Traum: Der Babyboy wurde nachts zu Hause geboren und als sie morgens ins Schlafzimmer kam, da lag zwischen dem Mann und mir ein kleines Bündel mit dem Babyboy (sie sagte seinen ausgesuchten Namen) und als sie genauer hinsah, da lag im Beistellbettchen noch ein zweites Baby mit dem Namen "Julius". Auf ihre erstaunte Nachfrage warum es denn jetzt zwei wären, bekam sie von Petra die Antwort, man hätte es schlecht tasten können und im Ultraschall wäre das Zweite auch nicht zu sehen gewesen. Ich hoffe, es bleibt beim Traum.

Bis auf die Rippenschmerzen - und die Angst vor diesen Schmerzen - geht es mir also wirklich gut.

Das Thema U2

Unserer Hebamme war ganz wichtig, dass der Kinderarzt zur U2 Vorsorgeuntersuchung nach Hause kommt. Sie wollte weder das frisch geschlüpfte Baby, noch mich ein paar Tage nach der Geburt durch die Gegend wandeln haben um in einer vollen Kinderarztpraxis Krankheiten im Wochenbett einzuschleppen.

So rief ich vor ein paar Wochen beim Kinderarzt an, erklärte mein Vorhaben und fragte an, ob ein Hausbesuch möglich sei. Die sehr junge Sprechstundenhilfe holte lang und breit aus, erklärte das das ganz schlecht und nur in ganz dringenden AUSNAHME-Fällen und überhaupt eher unmöglich sei – außer, es gäbe es eine ganz schlimme Krankheitswelle, die im Frühsommer ja eher unwahrscheinlich wäre. Die U2 sei ja auch erst ein paar Tage nach der Geburt, und da könne man schon kurz vorbei kommen. Man könne dann ja auch in einem separaten Bereich warten und hätte so kaum Kontakt zu kranken Kindern. Ich war etwas geknickt, wollte aber noch nicht aufgeben. Merkte jedoch, dass bei dieser Dame kein Durchkommen war.

Gestern Nachmittag war ich mit dem kleinen Tochterkind sowieso beim Kinderarzt, und als die Ärztin vor mir saß und fragte, ob es noch weitere Fragen gäbe, brachte ich mein Anliegen vor. Sie reagierte sehr verständnisvoll und versprach es im Ärzteteam der Gemeinschaftspraxis abzuklären und sich telefonisch bei mir zu melden.

Für mich war es ein Hop oder Top, entweder sie machen es, oder es ist nicht meine Kinderarztpraxis – mit Winzlingbabyboy und selbst frisch entbunden vorbei zu kommen war für mich keine Option. Abends um 19 Uhr klingelte das Telefon. Die Ärztin war dran und erklärte mir, es sei überhaupt kein Problem, sie kommen selbstverständlich für die U2 zu uns nach Hause. Nur die Hebamme sollte an diesem Tag auch zum Wiegen des Babys vorbei kommen, denn eine transportable Waage haben sie nicht. Wir sollen uns nach der Geburt melden, dann könnte man einen Termin vereinbaren. Ein kleiner Freudentanz quer durchs Esszimmer folgte dem Telefongespräch. Wieder ein Punkt auf der Liste abgehakt! Perfekt!

32. Schwangerschaftswoche

Auch wenn heute der 1. April ist, kein Scherz, heute beginnt die 32. Schwangerschaftswoche. Der Babyboy ist laut App ca. 1,5 kg "schwer" und vom Scheitel bis zur Sohle 41 cm lang. Die App behauptet, das Baby würde sich nun weniger bewegen, da der Platz langsam knapp wird. Ähm, daran hält sich der Babyboy überhaupt nicht, er macht sich einfach Platz, indem er den Bauch nach seinem Dafürhalten ausdehnt und zum Beben bringt. Bis zum ET sind es noch 63 Tage. Wir freuen uns!

Diese Woche ist der Bauch gefühlt ein kleines Stück tiefer gerutscht. Die Blase steht nun quasi unter Dauerdruck und das Becken wurde am Samstag sehr instabil, was sich zum Glück wieder normalisiert hat. Dadurch bekomme ich wieder etwas mehr Luft.

In der Reinigung wurde ich diese Woche angesprochen mit

"Wie lange haben Sie denn noch?"

"Das dauert schon noch ein bisschen, bis Anfang Juni." –

"Ach? Und ich dachte, es wird bestimmt ein Osterhase!".

Ähm ja, danke, sooo groß ist der Bauch dann auch wieder nicht *grmpf*. Das nächste Mal werde ich auf diese Frage theatralisch den Handrücken an die Stirn werfen, aufschreien, die andere Hand ächzend in den Rücken stemmen, laut Aufstöhnen und panisch rufen "JETZT, ich glaube JETZT geht´s los!". *hi hi, ich bin gemein*

Am Mittwoch ist Kreißsaalbesichtigung in der Klinik, die für den Notfall angefahren würde. Wenn der Mann rechtzeitig vom Kundentermin wieder da ist, werden wir uns das Elend, ich meine natürlich den Kreißsaal ansehen. Oder wir sehen uns die Klinik an, in die wir fahren würden, wenn eine Hausgeburt, aus welchen Gründen auch immer, dann doch nicht möglich ist – beide Kliniken haben am selben Tag Besichtigung – wir werden sehen.

Was viele Leute erstaunt, ist meine Antwort auf Fragen bezüglich meinem Befinden – jeder scheint mit einer großen Jammerarie zu rechnen. Wenn ich sage "es geht mir wirklich gut", sehen sie mich sehr ungläubig an. Klar habe ich das ein oder andere Zipperlein, aber alles in allem geht es mir gut und ich genieße es einfach! Die drei bisherigen Schwangerschaften waren ganz anders! *an dieser Stelle dreimal auf Holz geklopft*

Ein wenig dünnhäutiger bin ich und schneller gereizt, was natürlich auch den Kindern auffällt. Gerade, wenn ich mit Arbeit an einem Tag wieder übertrieben habe. Dafür fand der Mann eine so süße Erklärung, dass ich schon ein Tränchen im Knopfloch hatte. Das kleine Tochterkind fragte:

"Sind das die Hormone?" Und der Mann antwortete:

"Nein, nicht nur. Stell dir vor, es zappelt immer etwas in deinem Bauch, das lässt den Kopf nicht wirklich zur Ruhe kommen und gleichzeitig trägst du die ganze Zeit einen Rucksack auf dem Bauch mit, das ist körperlich ziemlich anstrengend."

Kreißsaalbesichtigung

Wie schon am Montag geschrieben, war am Mittwochabend die Besichtigung zweier Kreißsäle – blöd nur, gleicher Tag, gleiche Zeit, dazwischen aber einige Kilometer. Wir mussten uns entscheiden, entweder, der Notfallkreißsaal – den wir nehmen müssen, sollte bei der Hausgeburt etwas nicht klappen. Oder der Kreißsaal in der Klinik der Ärztin, die wir von unserer Hebamme bezüglich

Ultraschall empfohlen bekommen hatten. Da wir im Notfall sowieso keine Wahl haben und in solch einem Notfall der Kreißsaal sicher auch zweitrangig ist, haben wir uns für zweiteres entschieden.

Sollte also irgendetwas im Vorfeld gegen die Hausgeburt sprechen, oder eine Einleitung, aus welchen Gründen auch immer, unumgänglich sein, wollten wir diesen Kreißsaal zumindest schon mal gesehen haben. Der Mann kam rechtzeitig aus seinem Termin und so konnten wir entspannt losfahren und waren um kurz vor 19 Uhr vor Ort.

Wir stiegen aus dem Auto aus und liefen über den Parkplatz in Richtung Eingang. Irgendwie knickte ich mit dem linken Knöchel um, kam ins Schlingern und fast wäre ich lang auf dem Parkplatz gelegen. Zum Glück griff im gleichen Moment ein fester Arm des Mannes nach mir und stabilisierte mich wieder. Da ich aber einen ziemlichen Ausfallschritt gemacht hatte, schmerzte meine Symphyse seeehr. "Ich glaube, ich wollte gleich da bleiben" – war mein salopper Spruch, aber der Schreck saß mir ganz schön in den Knochen. Auch, weil ich vormittags schon in einem Schlagloch, welches der Winter auf dem Gehweg hinterlassen hatte, mit dem gleichen Knöchel umgeknickt bin und die Symphyse auch hier schon etwas beleidigt war. Am

Eingang angekommen, wusste der Pförtner nun auch nicht so genau, wo man sich trifft. Er riet uns aber, uns auf Station zu melden, die wüssten dann schon wohin. Wegen der schmerzenden Symphyse nahmen wir für die zwei Stockwerke den Aufzug.

Das Stationszimmer lag verwaist vor uns, und wir warteten davor. Ein Schild deutete den Weg Richtung Kreißsaal und ein Pärchen ging zielstrebig der Beschilderung nach. Eine Hebamme und eine Hebammenschülerin öffneten die Kreißsaaltüre. Wir sollten uns, mit anderen Paaren, die inzwischen gekommen waren, im Stillzimmer versammeln. Eine bunte Mischung von Paaren und ein sehr junges Mädchen, mit genauso jungem Freund und Mutter stach mir sofort ins Auge. Sie war nicht älter als das große Tochterkind – höchstens 17 – und schien in diesem Ambiente zu realisieren, was da auf sie zukommt.

Die Bäuche der anderen Damen waren von nicht vorhanden, bis zu kaum sichtbar, obwohl alle ihre Jacken aufmachten/auszogen. Ups, ich hatte meinen Bauch zwar groß, aber nicht sooo riesig wahrgenommen. Dann kam die Hebamme wieder und nahm uns mit in den Kreißsaal, in dem an diesem Abend keine Geburt stattfand. Meine Überlegung, was wohl wäre, würde gerade jemand entbinden, schob ich weg, denn ich war mir nicht sicher, ob ich die Antwort hören wollte. Wir durften uns die beiden Kreißsäle und die Entspannungswanne in Ruhe ansehen und trafen uns dann alle wieder auf dem Gang. Es ist ein sehr kleines Krankenhaus, sie haben 360 Geburten pro Jahr und es ist immer eine Hebamme von 7 Uhr bis 7 Uhr anwesend. Sollte die Geburt kurz bevorstehen, bleibt sie natürlich, bis das Baby da ist. Schließlich wolle sie auch ein Erfolgserlebnis haben.

Insgesamt sind vier Hebammen beschäftigt und sollten zwei Babys gleichzeitig auf die Welt wollen, würde eine zweite Hebamme dazu gerufen. Die Belegärzte werden dazu gerufen, kurz bevor es, soweit ist. Eine Wannengeburt dürfe sie uns nicht versprechen, denn es handle sich um eine Entspannungswanne und nicht um eine Gebärwanne – diese könne man vorne öffnen, sollte etwas Unvorhergesehenes passieren. Natürlich kämen manchmal versehentlich Babys trotzdem in der Wanne, aber angestrebt werde dies nicht.

Der Mann nahm sofort positiv wahr, dass am Wannenrand das stadelmannsche Entspannungsbad stand. Im Hebammenzimmer waren viele Globuli auf einem Schränkchen, auch das kam auf die Positiv-Liste. In den beiden Kreißsälen war jeweils das

Kreißbett, ein Tuch am Haken halb über dem Bett und den Wickeltisch. Der Geburtshocker versteckte sich ebenfalls im Hebammenzimmer. Dann fanden sich alle wieder auf dem Flur ein und die Hebamme begann einen Vortrag über die Möglichkeiten von Kaiserschnitt, Überwachung und Narkose. Ebenso, dass heute niemand mehr leiden müsse, dass eine PDA schnell gelegt und immer ein Anästhesist im Haus. Sei und alles kein Problem. Dieser Vortrag über die Vorteile dauerte eigentlich am längsten von allen und war am besten ausgeführt…. mh.

Während diesem Vortrag flüsterte der Mann mir zu "Unser Babyboy kommt besser zu Hause auf die Welt" – und ich war ganz seiner Meinung. Nachdem abgefragt war, wer welchen Belegarzt hat, zeigte uns die Hebamme noch mal das Stillzimmer. Hier könne man sich entweder zurückziehen, wenn die Bettnachbarin viel Besuch hat und "man nicht vor allen Leuten alles auspacken möchte um das Baby anzulegen", oder man könne hierhin mit seinem Besuch gehen um die Bettnachbarin nicht zu stören. mh.

Im Weiteren Verlauf ging es dann in ein Zimmer, in dem die Wöchnerinnen mit ihren Babys untergebracht sind – ein Zweibett-Zimmer mit jeweils einem Babybalkon, ein Bad und ein Wickeltisch.

Die Babys können 24h bei der Mama bleiben, aber natürlich wäre auch immer eine Schwester da, dass man sie auch mal abgeben und in Ruhe schlafen könne. Täglich werden die Babys abgeholt um gewogen zu werden und Temperatur gemessen zu bekommen. (Warum muss man bei diesen Winzlingen täglich Temperatur messen?)

Es ginge schon auch, dass Frauen ambulant entbinden, was sie einer Erstgebärenden natürlich nicht empfehlen würde, man wäre dann ja ganz auf sich allein gestellt! (Aha und das ist man im weiteren Verlauf mit dem Kind nicht und meiner Meinung nach, hat man von einer guten Hebamme, die täglich Hausbesuche macht und auf die Bedürfnisse von Mutter und Kind eingeht, mehr, als von Schwestern, die nur nach Routinen handeln *ruhig, nicht aufregen*) Bei ambulanten Geburten könne man nach fünf Stunden Beobachtung nach Hause gehen, aber dann versäume man natürlich die U2, für die ein Kinderarzt in die Klinik käme.

Zum Abschluss wurde noch die Schwangerschaftswoche abgefragt. Dabei kam auf, dass die anderen Damen alle erst im August/September Termin haben. Wir wurden auch darauf hingewiesen, man solle sich rechtzeitig anmelden, dann könne man auch alles Weitere besprechen. Dann zeigte man uns noch das Säuglingskinderzimmer und damit war die Führung beendet.

Trotz Symphysen-Schmerzen wollte ich nur noch eins: weg hier. Draußen angekommen war mir klar, nein, ich will das nicht, ich will nicht in diese Maschinerie von Überwachung, Angst machen und "Hilfe" in Form von Narkosemitteln angeboten/aufgedrängt bekommen. Wir fuhren in ein Café, erstmal setzen lassen, miteinander über die Eindrücke reden.

Nachdem uns klar war, das ist nicht das was wir wollen, suchten wir nach alternativen Krankenhäusern, die wir eventuell ebenfalls noch besichtigen könnten. Zwei Weitere könnten in Frage kommen. Doch je mehr wir darüber nachdachten, desto klarer wurde uns: Es wird überall _so_ sein. Der Patient ist eine Nummer und aus dieser Nummer muss möglichst viel Profit geschlagen werden.

Wir werden keinen weiteren Kreißsaal ansehen.

33. Schwangerschaftswoche

Die letzte Schnapszahl-Woche in dieser Schwangerschaft beginnt. Heute startet die 33. Schwangerschaftswoche, noch 56 Tage bis zum Entbindungstermin. Ab nächste Woche sind es weniger als 50

Tage bis zum ET! Laut App ist der Babyboy inzwischen 1,7kg schwer und 42cm lang.

Seit vergangenen Freitag bewegt er sich nicht mehr ganz so heftig und viel wie vorher, er wird also in der Tat etwas ruhiger. Dafür drückt er ab und an mit voller Wucht und einem riesen Ruck nach unten, als wenn er sich einmal richtig strecken würde – autsch! Abends kurz vor dem Einschlafen kribbeln und zucken meine Beine. Egal, welche Liegeposition ich einnehme. Das ist etwas unangenehm. Schlafen generell ist seit ein paar Tagen ein kleineres Problem. Nicht, dass ich keine Liegeposition finden würde, im Gegenteil, ich hab ja die rechte und die linke Seite zur Auswahl. Ich schlafe erst sehr spät ein und bin morgens sehr früh wach. Hallo? 5 Stunden Schlaf sind echt wenig, aber an mehr Schlaf ist nicht zu denken. Vorbereitet haben wir inzwischen (fast) alles. Sogar ein Wickeltischheizstrahler ist bestellt und sollte die nächsten Tage eintreffen und wird dann montiert. Die Klamöttchen müssen noch sortiert werden, gewaschen und verpackt sind sie aber alle schon und warten auf ihren Einsatz.

Freitag Abend bin ich früh ins Bett gefallen und weil der Mann gerne bei mir sein, aber noch etwas arbeiten wollte, holte er sich den großen Fatboy-

Sitzsack aus dem Zimmer des großen Tochterkinds und setzte sich neben mein Bett. Er streckte die Beine mit unter die Decke und arbeitete mit Laptop auf dem Schoß. Da mir das so gut gefallen hat, fiel mir am Samstag spontan ein, dass ich gerne einen Sessel im Schlafzimmer hätte, jetzt für den Mann und später auch zum Stillen. Der Mann war nicht abgeneigt, ihn schreckte nur die lange Suche, die solch ein Projekt oft mit sich bringt. Dafür hatte ich eine Lösung. Unser Schreiner verkauft nicht nur selbst gefertigte/restaurierte Möbel, sondern hat auch eine kleine, aber feine Ausstellung, in der er ab und an schöne Polstermöbel anbietet. Wir fuhren hin und schlenderten durch die Ausstellung. Es waren drei Ohrensessel ausgestellt und ich verliebte mich spontan in einen davon. Er saß sich super und auch der Mann war begeistert. Schreiner und Frau waren beide je in einem Kundengespräch und wir warteten kurz. Als wir an der Reihe waren, erklärten wir, wir wollten diesen Sessel und diesen bitte auch gleich und direkt aus der Ausstellung heraus kaufen. Der Schreiner sagte uns zu und als er seiner Frau davon erzählte zog sie die Notbremse. Vor zehn Minuten sei ein Mann da gewesen, der diesen Sessel ebenfalls kaufen wollte, er möchte es sich aber bis Montag überlegen. Meine Laune und damit meine Mundwinkel sanken sofort um viele Stufen. Die Lieferzeit für den Sessel seien sechs Wochen die Schreinersfrau sah meinen Bauch an und lächelte "Sie wollten ihn sofort haben, oder?". Sie versprach mit dem Kunden zu sprechen und sich spätestens am Montag zu melden – meine Hoffnung war (besonders für diesen Sessel jetzt sofort und gleich) aber eher gering. Vor allem weil die Schreinerei Samstag Mittag schließt.

Wir waren für den Nachmittag noch mit Freunden verabredet und kamen am Samstag gegen 16:30 Uhr nach Hause. Der Anrufbeantworter blinkte und die Schreinersfrau hatte drauf gesprochen. Sie hätte mit dem Mann telefoniert, ihm die Lage geschildert und da er sowieso zwei Sessel möchte, bestellt er zwei Neue. Wenn wir möchten, könnten wir zurückrufen und den Sessel noch heute abholen. Da die Öffnungszeit schon seit mehreren Stunden vorbei war, hatte der Mann wenig Hoffnung, rief aber trotzdem an und siehe da, er erreichte Familie Schreiner auf dem Handy und sie würden auch noch mal ins Geschäft fahren und ihm den Sessel verkaufen. Mein Herz machte ein paar Sprünge und ich freute mich wahnsinnig. Seit Samstag Abend steht nun also ein schöner, bequemer Ohrensessel im Schlafzimmer und wird ausgiebig genutzt – der Mann hatte ein arbeitsintensives Wochenende (er arbeitet dann oft abends/nachts) und große Teile davon bei mir im Sessel sitzend verbracht.

Heute Vormittag wollte ich eigentlich schwimmen gehen. Ich fuhr zum Bad und ging Richtung Eingang. Als ich den Eingang erreicht hatte und mir durch die Türe die warme Luft entgegenschlug, merkte ich: "Mit meinem Kreislauf geht das heute gar nicht!" Und drehte mich um und ging zum Auto zurück. Dort zog ich sofort die dicke Jacke aus, atmete tief durch und setzte mich. Dann ging es wieder ganz gut und ich trank im Auto gleich mal einen halben Liter Wasser sofort. Es ging wieder, doch noch mal Richtung Schwimmhalle wollte ich keinesfalls, also fuhr ich wieder nach Hause – getreu dem Motto "der Weg war umsonst".

34. Schwangerschaftswoche

Heute beginnt die 34. Schwangerschaftswoche, noch 49 Tage bis zum errechneten Entbindungstermin. Weniger als einen Monat bis zu Petras Rufbereitschaft, diese beginnt am 13. Mai und dann darf der Babyboy gerne kommen. Laut App ist der

Babyboy 1,9 kg schwer und vom Scheitel bis zur Sohle 44 cm lang – ein fertiges Baby, nur noch etwas leicht und klein. Er ist ruhiger geworden, muckelt zwar oft hin und her (scheint eine bequeme Lage zu suchen), aber nicht mehr so feste wie noch vor einiger Zeit. Doch wenn er seine wilden Minuten hat, dann zucke ich schon das ein oder andere Mal zusammen, weil ich über seine Kraft und Intensität erstaunt bin. Diese wilden Minuten hat er gerne, wenn ich liege – egal ob abends vor dem Einschlafen, mitten in der Nacht, auch wenn ich mich mittags etwas hinlege. Womit das arme Kerlchen wirklich oft geplagt ist, ist Schluckauf, da tut er mir fast leid. Heute ist wieder Hebammenvorsorge, und Petra kommt gegen Mittag, wenn kein Baby dazwischen funkt. Ich bin gespannt, ob sie seine Lage heute ertasten kann, bin ich mir doch nicht mehr ganz sooo sicher, dass er mit dem Kopf in Startposition liegt. Warum kann ich gar nicht sagen, einfach ein Gefühl.

Meine Stimmungslage der letzten Woche war ziemlich unruhig. Mit dem großen Tochterkind läuft es gerade nicht so rund – sie scheint die Pubertät, die mit ihr bisher relativ einfach war, auf einen Rutsch und mit voller Wucht nach zu holen. Anstrengend, sehr. Vielleicht ist es auch eine Art

Eifersucht? Ich weiß es nicht, aber es ist gerade nicht ganz leicht mit ihr. Auch für das kleine Tochterkind nicht, die ebenfalls recht viel unter den Launen der großen Schwester leiden muss. Für mich als Harmoniehörnchen so schon nicht leicht, aber mit dem Schwangerschaftshormoncocktail im Blut bin ich gerade mehr im, als am Wasser gebaut.

Das kleine Tochterkind dagegen ist ein echter Sonnenschein, sie ist viel draußen, tobt mit dem Hund im Garten, schaukelt stundenlang und ist im Augenblick ganz Familien- und Genussmensch. Sie quasselt in einem fort und malt sich tausend Situationen aus, wie es wohl wird, wenn der Babyboy endlich da ist. Für sie scheint es ein bisschen wie Weihnachten, nur, dass es leider kein festes Datum gibt, an dem endlich das ersehnte Geschenk unterm Baum liegt. Sie redet viel mit dem Babyboy und streichelt den Bauch, auch darüber, dass es ein sehr schönes Geburtstagsgeschenk für sie wäre, würde er an ihrem Geburtstag auf die Welt kommen (was mir eindeutig etwas zu spät wäre, aber pssst).

Gestern ging das kleine Tochterkind mit dem Mann zum Rad fahren. Um 6.30 Uhr ging es los, sie fuhren 40 km und ließen sich dann von mir mit dem Auto abholen. Während sie auf mich warteten, stiegen sie noch die Stufen zu einem 90m hohen Stadt-Turm hoch und sahen sich von dort oben den Ort an. Wir gingen zu dritt noch Frühstücken und spannten dann die Räder auf den Radträger am Auto und fuhren wieder nach Hause. Das kleine Tochterkind war kaum erledigt und trotzdem den ganzen Nachmittag ganz gut drauf.

Meine Nächte sind durchwachsen und von vielen Toilettengängen unterbrochen. Das eigentliche Problem sind aber die Beine, die gerade beim Einschlafen zucken und zappeln, hinzu kommt ein leicht taubes Gefühl. Da werde ich Petra nachher Abhilfe fragen – bisher reibe ich mit Franzbrandwein ein und das verschafft etwas Linderung. Mein Bauchnabel ist noch immer eben, der obere Rand ist etwas, ganz minimal, im Stehen nach außen gewölbt.

Sonst geht es mir gut, körperliche Beschwerden halten sich im Rahmen und lassen sich mit Ruhepausen zwischendurch gut "beheben". Was mich wirklich etwas stört, ist zum einen das schnelle Erledigt sein und zum anderen, dass ich den Bauch immer wieder unterschätze. Beispielsweise stehe ich oft viel zu dicht hinter dem Mann, so dass er beim Umdrehen ungewollt an den Bauch stößt, ich unterschätze die Lücke, die nötig ist, um hindurch zu witschen, und bleibe hängen etc.

Noch vier Wochen, dann schränkt der Mann seinen beruflichen Bewegungsradius stark ein und arbeitet bis zur Geburt dann fast ausschließlich im nahen Büro bzw. bei Kunden, die nicht weiter als eine halbe/ bis eine Stunde entfernt sind. Der Heizstrahler hängt über dem Wickeltisch, die Miniklamotten sind sortiert und liegen im Regal, es ist soweit alles fertig. Wobei mir sicher noch Dinge einfallen, die ich unbedingt erledigt haben möchte. Da das kleine Tochterkind aber vier Wochen zu früh kam, wollte ich diesmal auf jeden Fall vorbereitet sein.

Eine echte Fehlkonstruktion habe ich bei Schwangerschaftsshirts festgestellt! Sie haben einen viel zu großen Ausschnitt, sobald ich etwas Bröseliges esse, fällt meist etwas in den Ausschnitt, von dort wandert es weiter auf den Bauch und piekt dort in die feine Bauchhaut – uaaah, sowas von unangenehm! Morgen ist dann Babybauchshooting bei der Fotografin – ich bin gespannt, bin etwas aufgeregt und hoffe, sie kann zaubern!

Hebammenvorsorge

Es sind vier Wochen vergangen, das letzte Mal vier Wochen, ab jetzt geht es im zwei Wochen-Rhythmus weiter und der Vorsorgetermin mit Petra steht an.

Petra kommt und wir trinken erst mal etwas und unterhalten uns über verschiedene Dinge. Über frisch geborene Babys, die in den letzten vier Wochen auf die Welt kamen. Aber auch über meine Zipperlein, zum einen meine sich abends und nachts verselbstständigenden Beine die Zappeln und zucken. Und über meine Stimmungsschwankungen, gegen die ich sowieso schon Pulsatilla in C6 nehme. Petra schlägt eine einmalige höhere Dosierung vor und gibt mir die höher dosierten Globuli, die sie im Koffer dabei hat. Der Blutdruck ist wie immer etwas niedrig, aber das kennen wir ja so. Dann wechseln wir wieder aufs Sofa und ich bitte sie, heute erst die Lage zu tasten und dann die Herztöne zu hören. Dem Babyboy scheint das Abhören seiner Herztöne unangenehm, und er taucht dann wieder in die tiefen des Bauches ab. Sie tastet den Bauch langsam ab und greift dann auch mal etwas beherzter zu – von oben nach unten. Der Babyboy liegt in Startposition, Kopf nach unten und die kleinen Füßchen liegen oben. Dann sind das also kleine Hände, die immer wieder von innen an meine Beckenknochen klopfen. Sie glaubt nicht, dass er sich noch mal umdreht. Dann hören wir noch nach den Herztönen und Petra ist vollauf zufrieden mit dem kleinen Zwuckel. Der so klein gar nicht ist, wie sie kurz vorher festgestellt hat.

Noch der Urintest und dann sind wir schon fast fertig – leider zeigt der Test einen Minihauch von Zucker im Urin an. Das kann viele Ursachen haben. Ich bekomme zwei weitere Teststreifen, den einen soll ich Dienstag, den anderen Donnerstags am frühen Morgen auf nüchternen Magen machen – wenn die Tests in Ordnung sind, lassen wir es dabei. Wenn sie auffällig wären, kommt Petra am Freitag zum Zuckertest. Nachtrag: Der Test am Dienstag früh war absolut unauffällig – perfekt!

Petra füllt den Papierkram aus und wir machen einen neuen Termin in zwei Wochen aus. Zudem bekomme ich die Liste mit den Dingen die wir für die Hausgeburt besorgen sollen und einen Aufklärungsbogen, den wir uns vorab schon mal durchlesen sollen. Das ausführliche Geburtsgespräch machen wir beim nächsten Mal, wenn der Mann auch dabei ist.

Fotoshooting

Den Termin habe ich vor ein paar Wochen telefonisch vereinbart und kurz darauf bekam ich per Mail eine Liste an Dingen, die ich mitbringen und beachten sollte. Verschiedene Kleidung in der ich mich wohl fühle, ein weißes Hemd vom Mann, eventuell Babyschuhe/Socken etc. Ich sollte mich vorher so herrichten, dass ich mich wohl fühle, duschen, leichtes eincremen alles erlaubt, nur bitte kein Körperöl – gut, all das hatte ich beachtet und erledigt. Meine Sachen hatte ich gestern schon zusammen gepackt. Frisch geduscht, noch ein paar letzte Härchen an den Augenbrauen gezupft.

Nach einstündiger Autofahrt erreiche ich das Fotostudio, welches in unserer Gegend die Bäuche am schönsten in Szene setzt. Ich bin aufgeregt, habe ich alles eingepackt? Habe ich nichts vergessen?

Eine liebe, junge Frau namens Tina öffnet mir die Türe und ich darf mich auf ein bequemes Sofa setzen und einen Moment ankommen. Ich bekomme ein Glas Wasser und fange an mich zu entspannen. Während der paar Minuten, in denen ich hier sitze, darf ich mir Beispielalben ansehen und bin sofort verliebt in die Babys die abgelichtet sind. Hier ist wieder so ein magischer Augenblick mit dem Gedanken: "so eins haben wir auch bald" *freu*– in diesen magischen Momenten fühlt es sich irgendwie so unwirklich an. Ich spüre zwar die kleinen Füße und Hände in meinem Bauch zappeln und treten, aber das da wirklich ein Baby in mir wächst… das ist irgendwie so unglaublich und wunderbar. Tina erledigt noch ein paar Dinge und dann bittet sie mich ins Studio.

Sie stellt mir die Assistentin vor und dann besprechen wir meine Wünsche und Vorstellungen. Gemeinsam sichten wir die Dinge die ich mitgebracht habe und planen ein wenig was wir wie am besten umsetzen. Leider funktioniert ein von mir gewünschtes Motiv nicht, da die Windmaschine im Augenblick defekt ist – schade, aber nicht zu ändern. Tina tastet sich vorsichtig vor und fragt, wie weit ich bereit bin mich auszuziehen. *lächel*

Ich habe ein dunkles Kleid dabei, bei dem ich mir noch nicht sicher bin, ob ich es anziehen möchte. Tina begutachtet das Kleid und sofort hat sie eine tolle Idee, wie wir das Kleid einbauen könnten. Während Tina die Ausrüstung und die Kamera herrichtet, werde ich gepudert, um jeden unnötigen Glanz zu vermeiden. Ich darf jederzeit sagen, wenn mir etwas zu viel wird, ich mich nicht wohl fühle, oder nicht passend erscheint, auch wenn ich so nicht mehr stehen/sitzen/liegen kann und wir können jederzeit eine Pause einlegen. Wir starten mit Umstandsjeans, deren elastischen Bund wir nach innen klappen und so eine Art Hüfthose haben (eigentlich gar nicht mein Stil) und einem hochgeschobenen T-Shirt an eine Wand gelehnt. Bilder zum warm werden. Im Anschluss daran schlüpfe ich in das Kleid und lege mich auf den Boden, werde von der lieben Assistentin zurecht drapiert, das Licht wird wieder neu eingestellt. Hier gezupft, da gezuppelt, bis alles passt. Sie zeigt die Bilder strahlend der Assistentin und diese flippt fast aus – soo schön seien sie, aber ich darf noch nicht gucken, erst später. Sollte das Kleid doch noch zu einem guten Einsatz kommen? Jetzt wird es schon luftiger und ich soll in BH und Slip das weiße Hemd des Mannes anziehen. Ich werde wieder drapiert und mit verschiedenen Klammern werden das Hemd und die Haare so festgesteckt, bis es der Fotografin am besten gefällt. Das Licht wird wieder genau ausgerichtet und dann geht es weiter. Als nächstes gibt es Bauch pur und ohne Hüllen, nur der Schatten versteckt das, was nicht jeder sofort sehen muss und als auch diese Bilder im Kasten sind, spielt die Assistentin noch mit Wasser und Licht und Tina knipst begeistert die letzten Einstellungen.

Geschafft, ich bin auch wirklich ein bisschen platt – aber das merke ich jetzt erst. Nach einer kurzen Pause hat Tina die Bilder auf den PC geladen und schon vorsortiert, ich bekomme eine große Auswahl an Bildern präsentiert, aus denen ich wiederrum auswählen darf. Diese werden bearbeitet und kommen dann in jeweils zwei Farbversionen auf CD zu mir. Insgesamt wähle ich neun Bilder aus, wir besprechen, was bearbeitet wird, hier eine Haarsträhne die trotz Assistentin aus der Reihe getanzt ist, dort ein Daumen der etwas zu weit abgespreizt ist und besser wegretuschiert wird, die Ersatzknöpfe vom Hemd, die man auf dem Bild sicht. Dann besprechen wir, was mit den Schwangerschaftsstreifen, die ich aus den drei vorangegangenen Schwangerschaften machen. Tina meint es unheimlich lieb und versichert mir, man könne sie komplett weg retuschieren. Ich überlege kurz, verneine dann und bitte sie, sie etwas zu mildern, aber nicht verschwinden zu lassen, sie gehören zu mir, das bin ich!

35. Schwangerschaftswoche

Heute beginnt die 35. Schwangerschaftswoche – noch 42 Tage bis zum errechneten Entbindungstermin. Laut App ist der Babyboy mehr als 2,1 kg schwer und 45 cm lang. Wenn ich meinen Kugelbauch ansehe, und fühle wie schwer sich alles anfühlt, würde ich sagen: Er ist größer und schwerer. Seine Schwester, das kleine Tochterkind, kam in Schwangerschaftswoche 35 + 6 zur Welt und war bei ihrer Geburt 3290g schwer und 51cm lang. Heute ist der Babyboy 34 + 0 – hätte der Bauchzwerg es so eilig wie seine Schwester, wären das gerade mal noch 13 Tage (wenn ich mich jetzt nicht verrechnet habe). Das kleine Tochterkind war bei ihrer Geburt ein komplett fertiges Baby!

Doch der Babyboy soll ruhig noch ein paar Tage länger im Bauch bleiben, denn sonst darf er nicht zu Hause geboren werden. Heute war ich schwimmen, 45 Minuten, mehr ging nicht, dann kam eine Schulklasse zum Schwimmunterricht – eine Horde halbstarker Jungs, die das Wasser zum Beben brachten. Da wurde es mir zu viel. Abgesehen davon meinte meine Symphyse ebenfalls "jetzt ist es genug". Der Kreislauf blieb auch nach einer warmen Dusche stabil und so zog ich glücklich von dannen. Gestern hatte das kleine Tochterkind ein Konzert, sie sang im Chor und der Mann und ich wollten dieses Ereignis natürlich nicht verpassen. Das kleine Tochterkind musste 45 Minuten vor Beginn da sein und so fuhr sie mit dem Rad voraus.

Der Mann und ich nahmen ebenfalls das Fahrrad und kamen 20 Minuten vor Konzertbeginn am Ort des Geschehens an. Es waren alle Sitzplätze belegt und auch nach etwas Suchen fanden wir nichts, schon gar nicht zusammenhängend. Wir stellten uns in die letzte Reihe und warteten auf den Beginn. Der Chor des Tochterkindes sollte im zweiten Viertel des Konzerts singen. Der Mann stellte sich hinter mich und ich lehnte mich an ihn. Er war so unglaublich aufmerksam, zeigte mir hier und da einen Sitzplatz, wo ich mich setzen könnte, aber ich wollte keinesfalls ohne ihn und schon gar nicht mitten in einer Reihe sitzen – sollte mein Kreislauf, oder die Luft, oder beides schlecht werden, wollte ich jederzeit die Möglichkeit zur Flucht haben. So stützte er mein an ihn gelehntes Gewicht ohne auch nur mit der Wimper zu zucken – mein Held. Dazwischen fragte er immer wieder nach meinem Befinden, seinem Gefühl nach wollte ich nämlich nur das kleine Tochterkind abwarten, ihm zujubeln und dann schnell weg – so unrecht hatte er angesichts der Tatsache eines fehlenden Sitzplatzes gar nicht. Die Türen wurden geschlossen. Das Konzert begann und der erste Chor sang vier Lieder. Die Luft im proppenvollen Saal wurde sehr schnell unglaublich schlecht. Ich lehnte inzwischen komplett am Mann und hielt mich vorne an der Bank vor uns fest, verlagerte mein Gewicht von einem Bein auf das andere. Das Blut sackte immer mehr in meine Beine, auch wippen mit den Füßen half nicht mehr wirklich. Das kleine Tochterkind trat mit ihrem Chor auf die Bühne und sang das erste Lied. Das Gefühl des absackenden Bluts, der Hitze im Saal und der schlechten Luft wurden immer schlimmer – ich sagte dem Mann, dass ich draußen auf der Straße frische Luft bräuchte und erklärte kurz wie es mir geht, dass ich aber nicht umfallen würde. Ich bat ihn zu bleiben, bis das kleine Tochterkind fertig gesungen hatte, und er versprach sofort im Anschluss daran nach draußen zu kommen.

Auf der Straße war mir sofort besser. Ich ging ein wenig auf und ab und atmete die kühle Luft – herrlich und sofort war mir besser! Der Mann kam wenige Minuten später ebenfalls auf die Straße. Er bestand darauf, mich jetzt mit dem Rad nach Hause zu begleiten, gesagt getan. Er fuhr dann gleich zurück um den Rest des Konzerts zu hören und das kleine Tochterkind in Empfang zu nehmen. Sie hatte gar nicht gemerkt, dass er zwischendurch weg war.

Wie geht es mir sonst? Gut, erstaunlich gut. Kaum Sodbrennen, wenig Wassereinlagerungen (kurze Ausnahme: Nach dem langen Stehen gestern), klar ist der Bauch im Weg, aber irgendwie findet sich immer eine Schlafposition, die dann passt. Dass ich nachts ab und an eine Stunde wach bin, das gehört wohl einfach dazu, ich versuche dann, den Schlaf nachzuholen. Die zappelnden Beine sind mit den Globuli viel besser geworden.

Das große Tochterkind hat sich auch wieder etwas beruhigt und ich hoffe, glaube und wünsche mir, dass wir einen Weg gefunden haben. Der Mann vermisst ein bisschen den sich in seine streichelnde Hand kuschelnden Rücken des Babyboys. Er ist inzwischen einfach zu groß dafür, der Hand nach zu schwimmen und sich an die Hand zu schmiegen. Dafür wird der Rücken des Mannes nachts beboxt und betreten, wenn ich von hinten an ihn ran kuschle. Das ist jedoch auch nicht mehr so einfach, der Bauch steht inzwischen sehr weit nach vorne und lässt gar nicht mehr so viel Kuschelkontakt zu.

36. Schwangerschaftswoche und Hebammenvorsorge

Ab heute beginnt die 36. Schwangerschaftswoche. Bis zum Entbindungstermin sind es noch 35 Tage. Laut App ist der Babyboy 2,4 kg schwer und 46 cm lang. Dazu später noch mehr.

Er ist inzwischen wirklich stiller geworden, trat er anfangs wirklich heftig aus, ist das nun wirklich selten. Dafür fühle ich kleine Füße, Hände, oder den Rücken, wie sie sich unter der Haut entlang schieben. Es sind keine ruckartigen Bewegungen mehr, eher langsam und bedächtig. Klar, ab und an – besonders wenn ich nicht damit rechne – tritt so ein kleiner Fuß mit voller Wucht aus und ich ziehe vor Schreck und Schmerz ein bisschen die Luft ein. Meinem Gefühl nach liegt er mit dem Kopf nach unten, der Rücken an meinem Bauch entlang und die Beine abgewinkelt wie ein kleines Fröschlein links und rechts ein Füßchen und die Knie zeigen zu meiner Wirbelsäule.

Der Mann hat sich die letzten zwei Wochen bis zur Rufbereitschaft der Hebamme mit Terminen vollgepackt, damit er dann selbst auch in Rufbereitschaft (ausschließlich Bürodienst) gehen kann. Das hat zur Folge, dass er im Augenblick sehr viel unterwegs ist und letztes Wochenende sogar einen Teil des Samstags nicht zu Hause war. Ich vermisse ihn schon sehr, aber es sind ja nur noch zwei Wochen bis er wieder mehr da ist. Die Zeit verkürze ich mit Nestbau. Da für den Babyboy schon alles fertig ist, beschäftige ich mich anders. Beispielsweise wird der Hauswirtschaftsraum ganz neu sortiert, Kuchen für den Tiefkühler gebacken (und auch einer zum sofortigen Verzehr), die ganzen Formulare für nach der Geburt habe ich bereits ausgedruckt und und und. Die Kliniktasche ist längst fertig gepackt und gestern sind wir die Dinge der Hausgeburtsliste durchgegangen – soweit alles da. Das möchte ich die Tage auch noch zusammen packen.

Die Tochterkinder sind gerade wunderbar. Selbst das große Tochterkind hat den Bogen wieder bekommen und ist wieder so, wie wir sie kennen. Das kleine Tochterkind hat gestern mit dem Mann die Zimmerpflanzen, für die ich im Nestbauwahn neue Lechuza-Töpfe gekauft hatte, umgetopft.

Der Bauch scheint in den letzten Tagen explosionsartig gewachsen zu sein. Sowohl ich, als auch die Familie hat Probleme mit der Koordination: Ständig stößt jemand dagegen, der Mann dreht sich nachts sehr vorsichtig um und zwickt trotzdem immer mal wieder den Bauch. Und ich selbst unterschätze den Bauch ebenfalls immer wieder und rumpel hier und da dagegen.

Sonst geht es mir gut, das Becken fühlt sich nach wie vor etwas instabil an, lockerer irgendwie. Vielleicht vom Himbeerblättertee, den ich seit letzter Woche gerne und regelmäßig trinke. Am Samstag fuhr ich alleine mit dem Rad auf den Wochenmarkt, da der Mann beruflich bis Samstagnachmittag unterwegs war. Ein komisches Gefühl, unser das-Wochenende-beginnt-Ritual alleine zu begehen. Ebenfalls komisch den Fahrradkorb mit Einkäufen alleine nach Hause fahren zu müssen – sonst lädt der Mann immer die schweren Sachen in seine Radtaschen ein. Die Marktleute waren alle unheimlich nett, wollten mir behilflich sein beim Tragen und waren auch sonst sehr zuvorkommend. Beim Aufsteigen aufs Rad stößt der Bauch inzwischen ab und zu am Lenker an, lang geht das nicht mehr, aber Radfahren ist immer noch leichter als länger als ein paar Meter laufen.

Heute war wieder Vorsorgetermin. Den Geburtsgesprächstermin haben wir auf das Wochenende verlegt, damit der Mann auch dabei sein kann.

Da es im Labor Probleme mit der letzten Blutabnahme gab, wurden mir heute noch mal zwei Röhrchen Blut abgezapft – egal, ich scheine genügend zu haben, denn es sprudelte munter und laut hörbar ins Röhrchen und Petra hat so gut gestochen, dass ich fragen musste ob sie schon "drin ist". Mein Blutdruck war heute erstaunlich "hoch" für meine Verhältnisse 120/60 (wahrscheinlich die Angst vor dem kurz danach folgenden Pieks zum Blutabnehmen). Der Pipitest war absolut unauffällig – fein! Ich bekam die Rechnung für die Rufbereitschaft und ein Formular, welches ich beim Kinderarzt stempeln lassen muss.

Dann zogen wir aufs Sofa um. Dort wurde erst die Lage des Babyboys getastet und Petra bestätigte meine Vermutung, auch das er wie ein Fröschlein drin liegt, denn er trat ordentlich aus, als sie ihn an den Füßen berührte – vielleicht ist er so kitzlig wie ich an den Fußsohlen . Petra betastete ihn und ist vom Tastgefühl der Meinung, er wiegt schon etwas mehr als 3000 Gramm – huch!? Würde aber ja zu seiner Schwester passen, die in der 36+6 Schwangerschaftswoche mit 3290 Gramm geboren wurde.

Herztöne abhören und Bauch vermessen, dann kam der Streptokokken-B-Test und weil wir damit ja eh schon fast dran sind, gab es die erste Muttermunduntersuchung überhaupt. Der Gebärmutterhals steht noch mit ca. 1cm und ist gut fingerdurchlässig. Der Kopf ist noch nicht fest eingestellt, aber auf dem besten Weg. Also wird der Babyboy morgen noch nicht rausfallen – wir haben noch ein bisschen Zeit. Damit war die Vorsorge soweit abgeschlossen, der Papierkram noch und neue Termine für Vorsorge und Geburtsgespräch.

Wir treffen uns am Samstag zum Geburtsgespräch und nächsten Mittwoch wieder zur Vorsorge, die ab jetzt wöchentlich stattfindet.

Teeflasche und Gedanken zum Stillen

Am Sonntag gingen der Mann und ich die Hausgeburtsliste durch. Wir glichen die Liste unserer Hebamme mit den Empfehlungen von Frau Stadelmann (Hebammensprechstunde) ab.

In beiden Listen tauchte ein Teefläschchen mit Teesauger auf, dazu Fencheltee (bzw. Maishaartee) und Traubenzucker. Mir stellten sich die Nackenhaare auf. Ich möchte nicht, dass mein Baby irgendwas anderes bekommt außer Muttermilch. Der Mann war derselben Meinung.

Doch da stand nun mal dieses Teefläschchen auf den Listen, mh. Wir beratschlagten hin und her und entschieden schließlich, wir kaufen eins, für den absoluten Notfall (was auch immer dieser Notfall ist). Dazu werde ich am Samstag Petra befragen. Heute Vormittag arbeitete ich also die Liste ab, trug alles im Nähzimmer zusammen und hakte auf der Liste die Dinge ab, die schon da waren. Es fehlten nur noch ein paar Kleinigkeiten – unter anderem die Teeflasche mit Teesauger, Fencheltee und Traubenzucker.

Ich fuhr in einen großen Drogeriemarkt und machte mich auf den Weg zum Flaschenregal. Das letzte Mal stand ich vor etwa 17 Jahren vor einem Solchen und damals sah das noch ganz anders aus. Es gab einen Bruchteil der Marken und einen noch kleineren Bruchteil der verschiedenen Formen, Farben und Muster. Es gab zwei Größen, eine kleine Flasche (ich glaube 125ml) für Tee und eine Große 250ml(?) für Milch – bei sehr guter Auswahl gab es noch die Wahl zwischen Glas und Plastik – aus.

Heute stehe ich vor einem rappelvollen Regal, dicke Flaschen, dünne Flaschen, große Flaschen, kleine Flaschen, für Jungs, für Mädchen, gegen Koliken, für Milch, für Tee, mit weichem Schnabelaufsatz, mit hartem Schnabelaufsatz mit Aufdruck und/oder Henkel in allen erdenklichen Farben und Mustern. Silikonaufsätze, Gumminuckel, alles vertreten.

Ich will das nicht, in mir sträubt sich noch immer alles, ich will keine Flasche kaufen. Meine innere Stimme ruft nach Rückzug – unverrichteter Dinge – ich_will_keine_Flasche kaufen. Außerdem stehen die Flaschen direkt neben dem Kerzenregal, aus dem ganz fürchterlich künstlich nach Rose und Vanille müffelt – bäh.

In mir kommen Bilder hoch, als das große Tochterkind noch ein kleines Baby war. Als die Leute zu mir sagten:

"Es ist Sommer, du musst dem Baby etwas zu trinken anbieten, oder was würdest du sagen, wenn du bei der Hitze nur zu essen bekämst?" – ich fühlte mich schlecht und kaufte Tee für das arme Baby. Das arme Baby nahm den Tee und damit die Flasche und verweigerte innerhalb kürzester Zeit komplett die Brust, trank erst abgepumpte Milch aus der Flasche und nach noch kürzerer Zeit warf ich das Handtuch und kaufte Säuglingsnahrung – denn Abpumpen, füttern, Flaschen sauber machen und desinfizieren und dann alles wieder von vorne, war eine echte Belastungsprobe.

Beim zweiten Kind nahm ich mir vor, dieses Kind wird nur gestillt, ich kaufte mir das Stillbuch von Hannah Lothrop und fühlte mich gestärkt für die kommende Stillzeit. Im Krankenhaus verbot ich den Schwestern, dem Kind etwas zu zufüttern, auch keinen Tee und es klappte wunderbar. Das Baby trank, als hätte es nie etwas anderes getan, und bekam nichts dazu und entwickelte sich prächtig.

Beim dritten Kind gab es leichte Startschwierigkeiten, sie nahm etwas mehr als die 10% vom

Geburtsgewicht ab und die Schwestern und Ärzte machten Panik und "drohten" am nächsten Tag zufüttern zu wollen, sollte es bis dahin nicht mit einer Zunahme oder wenigstens Stagnation des Gewichts klappen.

Ich ließ mich nicht verunsichern und pumpte nach dem Stillen Milch ab. Und fütterte sie dem kleinen Tochterkind, als diese nach dem Stillen in Dämmerschlaf gefallen war. So nuckelte sie die abgepumpte Milch, nahm bis zum nächsten Tag zu und trank fortan ausschließlich aus der Brust. Eine Flasche sah sie nie wieder. Wunderbar.

Zurück zu heute, ich stehe also noch immer vor dem Regal und fühle mich erschlagen vom Angebot. Dann beginne ich das Ausschlussverfahren:

Trinkaufsatz und Haltebügel? Nein, brauchen wir nicht.

Milchflaschengröße? Nein, brauchen wir nicht.

Am Ende bleiben noch ein paar Hersteller übrig und ich entscheide mich für einen, nehme die Flasche, die mit einem Teesauger ausgestattet ist und der kleinsten Größe entspricht. Geschafft.

Ich wünsche mir von Herzen, dass das die einzige Flasche bleibt, die ich kaufe und nachdem ich meinen Einkauf beendet habe, gehe ich zur Kasse.

Geburtsgespräch und Teeflasche Teil 2

Heute steht das Geburtsgespräch an. Wir sind gespannt, was wir alles erfahren werden. Die Tochterkinder ziehen sich in ihre Zimmer zurück und lassen uns ganz in Ruhe mit Petra sprechen. Petra kommt und wir setzen uns zu Kaffee und Kuchen am Esstisch zusammen. Sowohl der Bogen für die Versicherung, den wir uns vorab schon durchgelesen haben und die Liste mit allen Dingen die wir für die Hausgeburt benötigen liegen schon bereit.

Gemeinsam gehen wir den Versicherungsbogen durch, füllen aus und tragen wichtige Fakten ein – z.B. wie weit ist es im Notfall bis zur nächstgelegenen Klinik. Petra klärt uns über unheimlich viele Dinge auf, die wir im Krankenhaus wohl nie erfahren würden, die dort einfach gemacht werden.

Ich bin überrascht, was Petra alles dabei haben wird: Sowohl an Notfallmedikamenten, als auch an sonstigen Utensilien. Wir gehen einige Notsituationen durch und in welchen Situationen eine Verlegung unumgänglich ist.

Wann in Ruhe und wann mit dem Rettungswagen verlegt wird.

Welche ist die nächste Kinderklinik und wie schnell kann ein Babynotarzt vor Ort sein.

Es fühlt sich gut an, für den Notfall gerüstet zu sein, und weder der Mann, noch ich haben anschließend irgendwelche Bedenken. Während dem Gespräch klärt sich auch die Frage nach der Teeflasche – diese ist in der Tat für den Notfall, und zwar für folgenden: Das Baby ist geboren, es kommt durch widrige Umstände dazu, dass ich kurzzeitig in die Klinik muss (z.B. wegen sehr starken Nachblutungen, oder weil ein großer Dammriss aufgetreten ist, den Petra nicht unter örtlicher Betäubung nähen kann). In diesem Fall bliebe der Mann mit dem Baby allein zu Hause und Petra würde mich in die Klinik begleiten (und den Mann per Telefon auf dem Laufenden halten) – da könnte der Mann im Notfall etwas Tee geben. Blöd das Baby zu Hause zu lassen, aber noch blöder das frische Baby dem Stress, der Hektik und den Keimen der Klinik auszusetzen. Sollte der Aufenthalt im Krankenhaus sich länger hinziehen, würde der Mann mit Baby nach kommen *Notfallszenario Ende*.

Wir sprechen über unsere Wünsche und Gedanken und alles, was wir als Wunsch zur Geburt äußern ist sowieso normal – z.B. auspulsieren der Nabelschnur, langes und ausgiebiges Kuscheln mit dem frischen Baby, ohne es dringend Messen und Wiegen zu müssen, das die Käseschmiere, so denn noch eine da ist, dran bleibt, das es nur im Notfall gebadet wird etc.

Die Plazenta ist ebenfalls ein Thema: Was wir damit vorhaben und auch die Möglichkeit der Globuli-Herstellung daraus wird besprochen. Am Ende werden noch offene Fragen besprochen und die Hausgeburtsliste durchgegangen. Die Thermoskanne und der Kaffee ist in der Tat für den Dammschutz, ebenso wie ein kleines Schälchen, in welches der Kaffee umgefüllt wird. Sollte mir im Anschluss an die Geburt der Kreislauf etwas wackelig sein, wird es ebenfalls einen kleinen Schluck Kaffee geben. Petra gibt mir noch die Dose mit Nachtkerzenöl-Kapseln und trägt mir auf, wie ich diese nehmen soll und nach mehr als zwei Stunden macht sie sich wieder auf den Heimweg.

Noch eine gute Woche bis zur Rufbereitschaft.

38. Schwangerschaftswoche

Da ist sie nun, die 38. Schwangerschaftswoche, es sind noch 21 Tage bis zum errechneten ET, seid heute ist Petra in Rufbereitschaft. Die App schweigt sich diese Woche zu Größe und Gewicht des Babys aus, daher gibt es von dieser Seite heute keine Angaben.

Letzte Woche schrieb ich darüber, wie gut es mir geht, zu gut. Tja, schon am Dienstag habe ich diese Sätze bereut. Die Symphyse ziepte und zwackte, das Becken fühlte sich an, als wäre innen jemand mit der Brechstange am Werk gewesen. Was mich besonders irritierte, das Becken knackte auch wieder laut, beim Seitlichen aus dem Bett rollen, oder beim Bein hoch nehmen – auuuuaaaa! Das kannte ich so zuletzt in der Intensität aus der Schwangerschaft mit dem kleinen Tochterkind. Ich stand nachts vor Schmerz auf und nahm Globuli, welche ich die nächsten Tage weiterhin fleißig nahm und ließ den Himbeerblättertee weg. Das half und schon einige Tage später, war es wieder viel besser. Das Becken ist nach wie vor sehr locker, soll ja auch so sein, denn das macht die Geburt leichter, jedoch nicht mehr schmerzhaft – bzw. aushaltbar. Der Kopf des Babyboys sitzt inzwischen fest im Becken, wunderbar.

Am vergangenen Mittwoch war Petra zur Vorsorge hier. Die Laborwerte sind gekommen, alles im besten Bereich. Sie brachte außerdem Lackmuspapier mit, sollte Flüssigkeit abgehen, ist so leicht zu testen, ob es sich um Fruchtwasser handelt. Der Blutdruck war etwas sehr niedrig, aber nicht besorgniserregend. Die Urinteststreifen ergaben keine Auffälligkeiten und auch sonst war Petra rundum zufrieden. Einzig der Eisenwert dürfte etwas höher sein und wird seither mit Kräuterblutdragees gepimpt.

In der vergangenen Woche hatte ich immer wieder wilde Wehen, auch das Ziehen am Muttermund nimmt wieder zu. Der Bauchzwerg schiebt zudem mit aller Gewalt seinen Kopf immer tiefer ins Becken, bzw. in meine Blase. Teilweise muss ich einen Moment innehalten, denn es zieht schon ordentlich im Bauch, bzw. bis in die Beine.

Der Babyboy wäre aber sicher kein richtiger Schwabe, wenn er die Rufbereitschaft, die wir ja schon bezahlt haben, nicht auch auskosten würde, daher rechne ich nicht damit, dass er sich sooo bald auf den Weg macht. Auch wenn der Mann ihn mit allen möglichen Versprechen versuchen zu locken, genau wie die Tochterkinder, die ihm das blaue vom Himmel versprechen.

Andererseits sprechen die ein oder anderen Anzeichen schon auch ein bisschen dafür. Die Küchenvorhänge sind fertig genäht und aufgehängt. Gestern Nachmittag setzte ich mich hin und bastelte die Geburtskerze, dafür hatte ich vor einer Weile schon die Wachsplatten besorgt und auch die Kerze stand längst bereit. Durch mein Tun angezogen, kamen die Kinder und natürlich wollte jede ebenfalls eine Kerze basteln, gesagt getan und nun stehen drei fertig gestaltete Kerzen für den Babyboy bereit. Meine Geburtskerze und von den Schwestern eine Geburtstagskerze – die übrigens so schön geworden sind, dass mir meine schon fast nicht mehr gefiel. Gestern Abend bekam ich spontan das große Bedürfnis, ich möchte in der Küche noch das offene Regal – welches absolut in Ordnung war – gründlich aufräumen. Schon dabei, machte ich mich noch über den Schrank mit den Brotzeitdosen her, ebenso über das Teeregal und der Mann räumte die Gewürzschublade aus und ordentlichst wieder ein. Anschließend fiel ich erledigt ins Bett.

Heute Nacht war ich um 3:20 Uhr hellwach, eine innere Unruhe, die ich nicht einordnen konnte, überfiel mich und blieb, bis heute morgen der Wecker um 6:30 Uhr klingelte. Auch ein zusammen kuscheln mit dem Mann half mir nicht wieder in den Schlaf. Komisch das. Während die Hauselfe heute Vormittag durchs Haus wuselte, überkam mich das dringende Bedürfnis, die Bücher im

Bücherregal neu zu ordnen und anschließend dem Schwedenofen im Wohnzimmer eine Grundreinigung zukommen zu lassen. Der Mann kam dazu und grinste nur. Inzwischen sieht unser Haus, welches auch sonst jederzeit Besuch empfangen kann und immer piko-bello sauber ist, aus, als würden wir in einem Möbelhaus wohnen. Fehlen nur noch die roten Absperr-Kordeln.

Letzte Woche hatte der Mann seine letzten Kundentermine, die nicht innerhalb einer halben Stunde die Möglichkeit bieten, wieder zu Hause zu sein. Am Dienstag überkam ihn eine innere Unruhe und er brach seine Termine vorzeitig ab. Er hatte kein gutes Gefühl dabei, 2,5 Stunden Fahrtweg von zu Hause entfernt zu sein. Herzmann! Mit einer Engelsgeduld erträgt er meine Launen und Anwandlungen, erledigt noch 1001 kleine und große Dinge, räumt noch schnell die Garage auf Sommer, gibt dem Garten den letzten Schliff, kocht, geht mit einkaufen. Und wenn mir in meinem Übermut wieder die Kraft ausgeht, bringt er meine angefangenen Dinge zu Ende und macht noch seinen Job im Büro. Danke, Du bist einfach der Beste!

Wünschen kann man ja

Noch eine Stunde, dann kommen die Kids aus der Schule und haben zwei Wochen Ferien.

Meinen Wunsch, dass der kleine Bauchzwerg vor den Ferien kommt, kann ich damit wohl komplett knicken. Der Babyboy hat sich häuslich eingerichtet und fühlt sich nach wie vor sichtlich wohl in seinem Pool aus kuschelig warmen Fruchtwasser und dem leckeren Buffet direkt vom Mutterkuchen. Hinzu kommen die Wellnessmassagen durch die Bauchdecke... hey, wer zieht schon freiwillig aus einer 5*-Luxus-Herberge mit Vollpension zum Nulltarif aus? Gut, der Platzmangel, könnte man jetzt denken, aber Hotelzimmer sind auch nicht immer riesig, wer weiß was einen draußen erwartet. Zumindest reden alle von Kälte und fehlender Sonne... wer will das schon?

Als Petra nach der Untersuchung am Mittwoch meinte "es dauert noch ein bisschen, ist zwar alles butterweich, aber er kann noch ein Stückchen weiter runter rutschen", schwanden eigentlich all meine Hoffnungen für meinen Wunsch. Ich war wirklich geknickt, als Petra weg war und ich dem Mann, der im Kundentermin war, eine SMS schickte, kullerte das ein oder andere Tränchen. Der

Mann kam dann auch sofort nach Hause und tröstete mich soooo lieb . Ihm fielen 1000 und 1 Dinge ein, die wir machen könnten, oder mit was er mir das Leben mit Kullerbauch noch leichter machen könnte…. Herzmann! Aber meine Hormone wollten mich einfach leiden lassen. So saßen wir in der Hollywoodschaukel im Garten, er hielt mich im Arm und ich motzte einfach ein bisschen vor mich hin und er hörte zu. In den Ferien wird Das glaube ich nichts. Die Kids sind bis ultimo wach und mal schlafen sie bis Mittags, dann auch mal nur bis um 8 Uhr, nichts wirklich verlässliches.

Der Mann merkte recht schnell, dass mir zu meinem "alles blöd"-Gefühl die Decke auf den Kopf zu fallen drohte, und schlug einen Stadtbummel in der mittelgroßen Stadt vor. Wir könnten etwas bummeln, in einem Café einkehren und die Zweisamkeit genießen. Genau das taten wir gestern Nachmittag auch. In der mittelgroßen Stadt angekommen war es recht warm. Wir schlenderten durch die Stadt und guckten hier und da, gingen in das Café und während wir dort saßen, befragte der Mann sein Smartphone nach Babygeschäften. Er fand ein ganz Kleines, sehr gut bewertetes mit fair gehandelter Mode – 9 Minuten Fußmarsch – entfernt. 9 Minuten hört sich ja nicht viel an, fand ich und so zuckelten wir los. Es war inzwischen wirklich richtig warm geworden in der mittelgroßen Stadt und zudem ging es gut bergan zu dem kleinen Lädchen, ich schnaufte wie eine Dampflok, aber es ging. Wir brauchten mehr als die angegebenen neun Minuten, aber die Berechnung ist ja weder für ältere Herrschaften mit Rollator, noch für hochschwangere Kugelbäuche gemacht.

Eigentlich hat der Babyboy alles, eigentlich sind wir gut ausgestattet und uneigentlich fanden wir trotzdem lauter zuckersüße Sachen, die wir dringend noch mitnehmen wollten. Wir waren allerdings so schlau, nicht noch mehr in Größe 56 zu kaufen. Die Verkäuferin war auch einfach nur Zucker, sie fragte wie lange ich noch habe und wie es mir bei der heutigen Hitze ginge. Kein einziger Blick alla "Sie wollen jetzt aber nicht etwa hier...." – im Gegenteil, wir kommen wieder.

Der Rückweg zum Auto zog sich noch länger, denn wir liefen ja schon eine Weile bis zum Café… ich war barfuß in meinen bequemen Leder-Ballerinas, doch als wir an einer Ampel standen, schien es plötzlich "plopp" zu machen – nein, nicht die Fruchtblase – und meine Füße hatten an den Fersen URPLÖTZLICH dicke Blasen. Als wir die Fußgängerampel überquert hatten, war die erste

Blase auch schon offen. Sowas habe ich noch nie erlebt. Ich zeigte dem Mann die Bescherung und so steuerten wir sofort den Drogeriemarkt an, der in etwa 150 Meter vor uns lag. Ich humpelte neben dem Mann her, noch langsamer als vorher schon (gut, dass in größeren Städten keine Schnecken unterwegs sind, die hätten uns lachend überholt). Wir besorgten Blasenpflaster und der Mann verarztete meine Wunden direkt in der Fußgängerzone. So konnte ich die restlichen Meter bis zum Auto wieder wie auf Wolken gehen. Auf dem Heimweg noch ein kurzer Zwischenstopp beim großen Babyfachmarkt, ich bildete mir unbedingt noch einen Badeeimer für den Bauchzwerg ein – das kleine Tochterkind hat es geliebt im Badeeimer zu sitzen.

Anschließend wieder Richtung Heimat. Da es inzwischen 20 Uhr war, die Kids schon gegessen hatten und bei mir langsam der Hunger durch brach inkl. akuter Unlust auf Kochen, gingen wir im Heimatort noch zu unserem Restaurant und genossen frischen Spargel mit Kartoffeln.

Zu Hause fiel ich erledigt, aber glücklich ins Bett, ganz ohne Enttäuschung, dass es bis zu den Ferien mit einer Geburt nichts werden wird. Versöhnt mit der Situation. Bis zum 18. Geburtstag wird er schon aus meinem Bauch ausgezogen sein...

39. Schwangerschaftswoche

Heute am Pfingstmontag beginnt die 39. Schwangerschaftswoche. Bis zum ET sind es noch 14 Tage, bis zur Räumungsklage höchstens 28 Tage. Irgendwo dazwischen wird der kleine Zwuckel sich wohl entscheiden, meinen Bauch zu verlassen. Es weht wild vor sich hin, mal etwas mehr, mal etwas weniger, doch mit diesen Wehen wird das nichts mit einem Auszug, aber zumindest übt er schon mal den Ernstfall. Ab und an rumpelt es ordentlich im Bauch und wir haben den Eindruck, er packt schon mal seine Sachen zusammen, doch dann hat er wieder eine bequeme Lage gefunden, und schläft einfach wieder ein.

Der Mann und ich genießen die Zeit, gehen ausgiebig spazieren (hier ziept und weht es immer wieder mehr), in unserem Lieblingscafé Frühstücken. Schlafen aus, sitzen im Garten, gehen in den Park oder unternehmen noch dies und das und freuen uns am schönen Wetter. Heute wäre auch ein schöner Geburts-Tag gewesen, heute hätte meine Oma Geburtstag gehabt *ein lieber Gruß in die Wolken*, doch auch diesen Termin fand der Babyboy wohl nicht gut genug. Wenigstens halten sich die Zipperlein im Rahmen. Wenn ich auf Kaffee weitgehend verzichte, hält sich das Sodbrennen in Grenzen, oder lässt sich mit fünf Mandeln auflösen. Der Rücken zwickt und zwackt ab und zu, ist aber aushaltbar. Die Symphyse knackt nach wie vor beim aus dem Bett rollen, mal mehr, mal weniger laut – hier habe ich den Himbeerblättertee stark reduziert und komme gut damit klar. Wassereinlagerungen gibt es kaum – sobald sie leicht auftreten, werden sie mit einer Kartoffelmahlzeit (mit Schale) ausgemerzt. Die Bauchhaut ist ziemlich empfindlich geworden, fühlt sich fast ein bisschen wund an, aber bisher sind keine Schwangerschaftsstreifen dazu gekommen. Mein Gemütszustand schwankt zwischen extremer Ungeduld, bis hin zu "wir machen uns die letzten Tage jetzt noch so schön wie möglich" – immer gewürzt mit ganz viel Vorfreude.

Süße Situation von heute Morgen: Der Mann und ich sind früh aufgestanden, haben Semmeln geholt und dann zu zweit gefrühstückt. Anschließend haben wir uns wieder ins Bett gekuschelt. Als wir das kleine Tochterkind wuseln hörten, rief der Mann nach ihr. Sie kam ganz freudig angelaufen und fragte voller Erwartung und mit ein bisschen Aufregung in der Stimme:

"Ist er schon da? Ist er heute Nacht gekommen?"

Was ich auch gerne noch festhalten möchte: In meinem Bauch knackt es immer wieder, was es genau ist? Ich weiß es nicht, es passiert meist, wenn der Babyboy sich heftig bewegt. Die Fruchtblase ist es nicht, denn es bleibt alles trocken.

40. Schwangerschaftswoche oder ET – 7.

Heute beginnt die 40. Schwangerschaftswoche, noch 7 Tage bis zum errechneten Entbindungstermin. Da der Babyboy die App um Längen schlägt, lassen wir die heute einfach außen vor. Petra hat vergangene Woche das Gewicht des Babyboys ertastet und zudem den Bauch vermessen und daraus ebenfalls das Gewicht unseres Wonneproppens *hüstel* errechnet. Er ist groß und hat auch schon ordentlich Baby-Speck für die Zeit außerhalb angelegt. Ruhig ist er geworden, sehr ruhig, außer er wird gedrückt, sei es von einer Tischkante, oder einer unglücklichen Lage, oder einer Hand, dann tritt er ordentlich aus. Die wilden Wehen, die ich die ganze letzte Zeit gespürt habe, sind seit zwei Tagen wieder verschwunden. Leider haben sie sich nicht mit produktiven Wehen abgewechselt, sie sind einfach weg. Auch das gemeine Ziehen am Muttermund ist verschwunden.

Über den Schleimpfropf und leichte Blutung lasse ich mich jetzt nicht im Detail aus, aber beides hatten wir vergangene Woche schon. Mir ist immer wieder übel, aber nicht so sehr, dass ich erbrechen müsste, einfach ein leicht flaues Gefühl im Magen. Letzten Mittwoch schlug Petra einen Tee vor, den ich kochen sollte und dann über den Tag trinken. Dieser Tee wirkt nur, wenn das Baby zum Auszug bereit ist und quasi nur noch einen kleinen Stupser braucht. Geschmacklich war er so lala, geholfen hat er nichts.

Inzwischen habe ich wirklich keine Lust mehr auf schwanger sein, alles ist schwer, nachts eine bequeme Lage zum Schlafen zu finden fast unmöglich. Es bleiben nur entweder die rechte oder die linke Seite, Rücken geht gar nicht mehr. In Seitenlage schlafen mir die Arme ein und das Becken tut aufgrund der Belastung, die auf ihm liegt und der lockeren Bänder, einfach nur weh. Das Sodbrennen ist auch zurück, genau wie die fehlende Luft durch von unten gegen die Lunge drückendes Baby, dafür drückt die Blase bei drei Tröpfchen so sehr, als hätte ich einen Liter getrunken und wäre seit Stunden nicht auf der Toilette gewesen.

Meine Stimmung ist zwischen himmelhoch jauchzend und zu Tode betrübt. Und die letzten Tage musste der Mann schon so manches Taschentuch reichen und mehr als eine Träne trocknen. Er ist sooo lieb, so bemüht, macht und tut... ein echter Traum – ein echter Welt-Bester-Ehemann. Trotzdem motze ich ihn grad so oft an – hab ich einen Vogel? Ich jammere, dass ich nachts nicht schlafen kann, weil mir die bequeme Lage fehlt, er macht Vorschläge, was wir dagegen unternehmen könnten – und ich werde fuchsteufelswild und genervt, weil mir die Vorschläge zu viel sind. Ob es Frauen von ungeduldigeren Männern gibt, die kurz vor der Geburt erschlagen wurden, weil sie so unleidig waren? Ich könnte es verstehen, aber nur in den lichten Momenten.

Vergangene Woche waren meine Eltern hier und haben die Mädels mit zu sich genommen. Von Donnerstag bis heute. Hätte es einen besseren Zeitpunkt für eine ruhige entspannte Geburt gegeben? Dachte ich, der Babyboy war anderer Ansicht, er muss sich ja keine Gedanken machen, wohin mit seinen Schwestern, wenn es losgeht (wobei die Unterbringung bestens geplant und geklärt ist, aber es wäre so einfach gewesen).

Die Zeit, die ich nicht mit Motzen und Jammern verbringe (und da bleibt schon noch einiges an Zeit über) - genießen wir in vollen Zügen. Letzte Woche gingen wir abends etwas Essen (45 Autominuten von zu Hause entfernt). Gerade eben hatten wir bestellt, da zieht es ganz komisch in meinem Bauch – autsch tat das weh, heftiger als die Übungswehen, stärker, durchdringender. Dieses Ziehen hielt etwa eine Minute und der Mann sah mich über den Tisch hinweg an. Irgendwas fühlte sich anders an und ich war ziemlich durcheinander. Zehn Minuten später genau das gleiche Ziehen wieder, gleiche Stärke, gleiche Heftigkeit und dazu meine innere Unruhe. Dann war es wieder vorbei, aus die Maus. Der Mann sah vor seinem inneren Auge in dieser Nacht schon die Geburt ob meiner Reaktionen, aber auch hier hatte der Babyboy andere Pläne.

Vergangenen Freitag bildete ich mir ein, da das Wetter so schrecklich, kalt und regnerisch ist, der Babyboy benötigt noch einen wärmeren Schlafsack. Gesagt, getan, der Mann fuhr mit mir in die mittelgroße Stadt und wir besorgten ein weiteres Lammfell für das Stokke-Bettchen im Wohn-Esszimmer und einen Schlafsack und bummelten dann noch gemütlich in der Stadt.

Gestern sind wir bei strömendem Regen auf einen Kunsthandwerkermarkt gefahren – der war wirklich sehr schön. Auch wenn mir die Aussteller unheimlich leidtaten bei 5 Grad, Wind und Dauerregen. Sie hatten viele Stunden in wunderschöne Dinge "verhandwerkt", doch die Besucher blieben aufgrund der Wetterlage eher aus. Zum Aufwärmen tranken wir noch einen Kaffee und fuhren dann mit unseren gekauften Schätzen wieder nach Hause. Dort zündete der Mann wegen akuter Kälte ein Feuer im Kamin an und dort verbrachten wir den Rest des Tages.

Spruch des Tages vom Mann:

"Du hast ihn jetzt wirklich lang genug gehabt, ich will ihn auch mal halten!"

Äh ja, da hätte ich auch nichts dagegen. Seit die Mädels bei Oma sind, kommt täglich mindestens eine Nachricht:

"Ist der Babybruder noch im Bauch?".

Jetzt sitzen sie im Zug nach Hause und ich freu mich sehr auf sie.

ET -6

Gestern Abend Wehen, 8-Minuten-Abstand, sehr seicht, also trotzdem schlafen. Eine Geburt verschlafe ich schon nicht.

Vergangene Nacht von 2-4 Uhr grundlos hellwach, Internet leer gelesen, Wehen: keine.

Den heutigen Nachmittag mit dem Mann auf einer Burg gewesen. Immer mit dabei: Wehen, teilweise im 5-Minuten-Abstand, jedoch viel zu seicht. Wehen werden ignoriert und der Nachmittag genossen. :) Auf dem Rückweg wollten wir noch einen Kaffee trinken gehen, aber urplötzlich kam das Gefühl "ich will jetzt heim, jetzt!". Gesagt, getan, ab nach Hause. Dort fühlte ich mich wieder wohl, die Wehen verabschiedeten sich jedoch wieder. Eine halbe Stunde auf dem Sofa die Augen geschlossen, während der Mann die Mädels vom Freizeitpark abholte (dort hatten sie den Tag mit Freundinnen verbracht).

18:30 Uhr: Mein Bauch grummelt SEHR laut! Mann mit Blick auf meine Hose:

"Das war jetzt aber die Fruchtblase!?

"Hm, nein, das war mein Magen ... ein kleiner Umweg übers Bad und dann zog mich alles ins Bett.

ET -5

Gestern Abend Sodbrennen direkt aus der Hölle, bisher konnte ich immer mit Mandeln dagegen an, musste noch nicht einmal zu "etwas härterem" greifen. Bis gestern… es ging anschließend besser, aber weg, war es nicht. Heute noch vorsichtiger in der Speisen- und Getränkewahl. Die Nacht verlief ohne nennenswerte Wehen, daher konnte ich ganz gut schlafen.

Seit heute Morgen hat der Babyboy jedoch ein Bein ausgestreckt, ich fühle ihn deutlich bohren, im hinteren Rücken und unter der Rippe *autsch*. Er schiebt sich von dort richtig ab. Vom Gefühl her ist der Kopf noch ein Stück tiefer gerutscht. Ich weiß, das fühle und sage ich seit Tagen, aber heute, gerade beim Laufen habe ich das Gefühl "jeden Moment plumpst er unten raus".

Liebe Wehen, könnt ihr heute nicht einfach mal da bleiben und ordentlich Euren Job machen? Dieses halbherzige rum-gewehe ist nervenaufreibend und zermürbend. Meine, unsere Neugier ist das Eine, aber die ganzen Zipperlein auf die letzten Meter brauche ich nun wirklich nicht.

ET -4

Was ist eigentlich die Steigerung von 'keine Lust mehr'? Die Tochterkinder sind gestern Abend jeweils zu einer Freundin gegangen. Die Große auf einen 18. Geburtstag, die Kleine zum Filme-Quatsch-Abend. Während der Mann und ich den Abend vor Kamin und Fernseher ruhig angingen, wehte es brav vor sich hin. Auch mal etwas stärker. Fein, dachte ich, das könnte was werden.

Doch um 22:30 Uhr war Schluss, ausgeweht. Ende Gelände! Kam auch nichts Nennenswertes mehr nach. So gingen wir ins Bett, nicht ohne vorher etwas gegen das mistige Sodbrennen genommen zu haben, denn Mandeln halfen genau gar nichts mehr. Sollten nachts irgendwelche Wehen da gewesen sein, habe ich diese verschlafen.

Die Mädels wollten gegen Mittag wieder da sein und so beschlossen der Mann und ich "wir gehen wieder frühstücken". Das Café ist ca 3 Fußminuten von uns entfernt und wir zogen los. Bis auf den kleinen Fuß in Rippe und Rücken, ging es ganz gut.

In Ruhe gefrühstückt, genossen, gequatscht und Leute beobachtet. Der Rückweg war plötzlich eine reine Qual! Rückenschmerzen zum nieder knien, nicht weil so toll, sondern weil so schmerzhaft!! Jede Schnecke hätte uns überholt.

Endlich zu Hause, der Weg war noch nie so lang, massierte mir der Mann das Kreuzbein, welche Wohltat! Die Rückenschmerzen sind dauerhaft, strahlen nur ab und an in die Beine aus. Habe im Moment nicht das Gefühl, dass es Wehen sein könnten. Wollte heute eigentlich noch was nähen, aber auf der Seite liegen tut mir grad echt besser, als im Nähzimmer stehen. Mal sehen was der Tag weiter bringt.

ET -2

Der Babyboy hat beschlossen, er möchte ein Junikäfer werden und seinen Auszug im Mai verweigert.

Er veranlasst zwar weiterhin wilde Wehen, lässt sich aber davon nicht beeindrucken. Der Bauchzwerg turnt, zwar ruhiger, vor sich hin und drückt fleißig nach unten. Den Knopf für Geburtswehen hat er leider noch nicht gefunden - ich hoffe, er drückt ihn bald.

Meine Rückenschmerzen sind/waren ein blockiertes Iliosakralgelenk, das gestern zwar gelöst wurde, durch viele locker machende Schwangerschaftshormone aber jederzeit wieder blockieren kann. Das tut es leider auch. Der Mann bekam ein paar Griffe gezeigt, so dass er im Akutfall helfen kann. Denn wenn das Gelenk blockiert, kann ich nicht mehr loslaufen vor Schmerzen. Sitzen geht gar nicht mehr. Ich habe die Wahl zwischen rechter und linker Seitenlage mit geschlossenen Knien, oder laufen. Selbst das Aufstehen vom WC ist sehr schmerzhaft, vom Bett aufstehen reden wir mal gar nicht.

Petra haben wir umgehend informiert, sie denkt auch, dass damit eine Situation eingetreten ist, in der wir nicht mehr ewig zuwarten können. Wir versuchen gerade mit kleinen Tricks, ihn zum Auszug zu überreden, bisher erfolglos. Das gute an den Rückenschmerzen ist, dass die anderen Zipperlein wie heftiges Sodbrennen oder der kleine Fuß in der Rippe verschwindend klein werden. Kommt wohl immer auf die Sichtweise an. Der Mann ist ein Traum und versorgt mich total lieb, kümmert sich um alles andere auch und trocknet Tränen aller Art (Verzweiflung, Schmerz und ja, auch ein bisschen Wut, das auf die letzten Meter noch "sowas" kommen muss).

Heute waren wir spazieren und haben das Hochwasser am Fluss, der durch unsere Stadt fließt beobachtet. Wahnsinn was Wasser an Kraft zu bieten hat! Beeindruckend! Danach war mein Rücken wieder durch - hinlegen!

Seit die Schmerzen angefangen haben, bin ich heilfroh, dass alles vorbereitet ist, der Mann und die Mädels sich um alles kümmern können und für den Rest die Hauselfe kommt. So ist das schlechte Gewissen, nichts mehr tun zu können, nicht ganz so groß. Der Mann war heute allein auf dem Wochenmarkt und alle dachten (und fragten) ob das Baby schon da sei. Um mir eine Freude zu machen, nahm der Mann (heimlich) von zu Hause eine Schüssel mit und ging in unser Frühstücks-Café und brachte mir von dort (m)ein Standard-Frühstücks-Müsli mit. Die Besitzer dachten auch sofort, das Baby wäre da. Trotz Verneinung schenkten sie ihm das Müsli und gaben ihm eine Rose mit. So süß!

Als der Mann nach Hause kam, haben wir gefrühstückt - ich stehend/gehend mit der Müslischale um den Tisch, er sitzend. Die Mädels genossen schlafenderweise noch die letzten Ferientage, ab Montag geht es wieder los. Ich hoffe und wünsche mir so sehr, dass sich irgendwie alles zum Guten wendet, der Schmerz verschwindet und der Babyboy den Startschuss gibt. Jede Klinik hätte wohl gestern, wenn sie mich gesehen hätten, den Räumungsbefehl erteilt. Solange ich es irgendwie aushalte, möchte ich, dass der Bauchzwerg seinen Geburtstag selbst bestimmen kann.

ET +/- 0

Da ist er nun, der lang und heiß ersehnte Tag, der ET und es tut sich nichts Außergewöhnliches. Es gibt ein paar Wehen, die stärker sind als die der letzten Tage und sich wirkungsvoller anfühlen, aber sie sind zu unregelmäßig und bleiben leider nicht.

Petra kommt am Nachmittag zur Vorsorge vorbei und tastet seit langem mal wieder den Muttermund, dieser ist sehr weich, fast ganz verstrichen und 4 cm geöffnet. Sie macht große Augen und ist sichtlich erstaunt und erfreut. Die Aussage macht auch mir Mut, sind doch schon vier cm "Arbeit" geschafft und das ohne große Anstrengung. Sie sagt uns auch, sollten regelmäßige Wehen einsetzen, bitte mit einem Anruf nicht zu lange zu warten. Wir tricksen noch ein wenig aus der Hebammschen-Hexenküche und machen einen Termin für Mittwoch aus. Da wird dann auch das erste CTG überhaupt fällig, da der Babyboy Ultraschall in jeglicher Form hasst, hoffe ich doch stark, dass ihn diese Ansage bis dahin zum Auszug überredet.

Mein Rücken ist nach wie vor sehr schmerzhaft und sitzen ist so gut wie unmöglich. Sitze ich mit der Familie zu einer Mahlzeit am Tisch, kann ich anschließend nur unter größten Schmerzen loslaufen. Petra versteht meine Verzweiflung und nachdem sie mich live erlebt hat, besprechen wir alle weiteren Möglichkeiten, die wir die nächsten Tage angehen können. Petra sagt zwar, dass Geburten, die von alleine losgehen, die Besten seien, sowohl von den Komplikationen, als auch von der Geschwindigkeit. Aber besondere Umstände, erfordern besondere Maßnahmen und da, der ET so sicher ist, ist es in ihren Augen kein Problem. Vielleicht hat den Babyboy bisher auch das Hochwasser vom großen Fluss abgehalten? Petra rief gestern fast verzweifelt an und fragte, wie sie am besten zu uns fahren kann, die Brücke ist gesperrt und sie muss über den großen Fluss. Genau wie die Anfahrt über den nächsten Ort. 20 Minuten und einige Kilometer Umweg später war sie aber dann da, nun kennt sie den (Um-)Weg den sie fahren kann/muss. Aber wir wohnen auf einem Berg, da bekommen wir zum Glück keine nassen

Füße. Meine Gedanken sind aber bei den vielen Hochwassergeschädigten und Helfern.

ET +1

Nun beginnt das eigentliche Warten. Der berechnete Termin ist vorbei. Es ist ein bisschen wie Weihnachten, mit leuchtenden Augen öffnet man täglich ein Türchen und wartet gespannt auf den 24. und plötzlich, am 24.12. wird Weihnachten auf unbekannte Zeit verschoben. *hi hi* Ja, der Vergleich hinkt etwas, denn der ET ist ja im Normalfall kein fester Termin und doch ist er so ein bisschen der Stichtag. Die hebammsche Hexenküche hat schon ein paar schöne Wehen verursacht, aber diese gingen über Nacht wieder und blieben verschwunden.

Der Mann ließ mich heute ausschlafen und als ich aufwachte, fühlte ich mich fit und ausgeruht. Konnte sogar relativ leicht aufstehen und frühstückte mich durch die Obstschale. Ich fühle mich kribbelig, mir ist etwas schlecht. Wie die letzten Tage auch. Mal sehen, was der Tag bringt.

Die Geburt

Der Stöpsel ist gezogen

Der Mann hatte heute Vormittag schon ein anderes Gefühl und organisierte einen Aufenthaltsort für die Kinder für die Nacht. Er sah mir den Vormittag über zu, wie ich hin und her und zurücklief, mich komisch und unruhig fühlte. Nach der Tomatensuppe zum Mittagessen zog es mich für ein Schläfchen ins Bett. Der Mann kam mit und wollte sich auch ein wenig hinlegen, da seine Nacht heute Morgen sehr früh vorbei war.

Nach gefühlten 20 Minuten stand er wieder auf, aber ich war noch steinmüde und blieb liegen. Nach zwei Stunden bin ich aufgewacht. Der Mann kam gerade um nach mir zu sehen. Ich musste dringend zur Toilette, die Tomatensuppe füllte meine Blase komplett aus. Ich ging zur Toilette und während ich Sturzbäche ins WC laufen ließ, stand der Mann im Türrahmen und meinte

"Da hatte der Babyboy aber nicht mehr viel Platz neben deiner Blase!?" und grinste. Ich war fertig und als ich aufstand, schwappte es komisch im WC.

Ich sagte "Öhm!?" Und der Mann meinte

"Sicher bist du beim Aufstehen an den Spülknopf an der Wand gekommen!?"

"Äh, NEIN!". Ich war mir sicher, den Taster an der Wand nicht mal ansatzweise berührt zu haben. Und wie, um seine Aussage Lügen zu strafen, machte es nochmal einen großen "Schwaps", diesmal direkt vor der Toilette.

Der Mann ging ins Esszimmer, wo an der Pinnwand das Lackmuspapier hängt, riss ein Stück ab und hielt es in die Pfütze vor dem WC. Das Papier wurde direkt blau – Fruchtwasser! Der Babyboy hat also den Stöpsel seiner Badewanne gezogen und hat damit den Startschuss gegeben.

Den Wehenknopf hat er noch nicht gefunden. Bisher alles ruhig. Der Bauchzwerg bewegt sich und benimmt sich ganz normal. Das Fruchtwasser war klar, also auch hier kein Grund zur Sorge. Ich habe dann gleich mit Petra telefoniert, sie kommt, sollten bis dahin keine Wehen da sein, heute Abend mal vorbei um nach mir zu sehen. Wenn Wehen kommen, soll ich nicht zu lange warten, sie zu informieren. Bei dem Muttermundbefund KANN alles ganz schnell gehen, vor allem wenn der Kopf direkt und ohne polsternde Fruchtblase auf den Muttermund drückt.

Aufträge, die ich bis Petra kommt, bekommen habe:

Essen: Wie und auf was ich Hunger habe.

Temperatur messen.

Vitamin C besorgen um evt. die Abwehrkräfte zu stützen, für den Fall, dass es länger dauert.

Kein Liebesleben mehr *hi hi*,

Finger weg, nicht tasten.

Nicht baden, solange keine Wehen da sind.

Duschen ist erlaubt (und das werde ich gleich auch noch tun).

Das kleine Tochterkind weint vor Freude und Aufregung und würde am liebsten all ihre Freunde anrufen. Sie kann es kaum fassen, da wartet man so lange und dann könnte heute Nacht. Oder morgen.

Die Geburt

Nachdem ich mit Petra telefoniert, in Ruhe geduscht und mit der Familie gemeinsam zu Abend gegessen habe, denn oh Wunder, meine Rückenschmerzen sind seit dem Blasensprung wirklich erträglich, verabschieden wir die Mädels. Sie haben all ihre Sachen, inkl. Schulzeug gepackt, um die Nacht außerhalb zu verbringen. Seit ich weiß, dass die Kids die Nacht nicht zu Hause sein werden, bin ich mir sehr sicher, heute Nacht geht es los. Eine Geburt in der Nacht, bzw. den frühen Morgenstunden habe ich mir gewünscht und oft mit dem Mann darüber gesprochen.

Petra kommt um 20:30 Uhr vorbei und hat das transportable CTG mitgebracht, wir schreiben eine halbe Stunde Herztöne und Wehen – die Herztöne sind hervorragend und insgesamt drei Wehen, etwas stärker als die letzten Tage, aber für eine Geburt nicht ausreichend.

Wir verabreden gegen 21:30 Uhr, dass wir alle noch mal schlafen gehen und wir uns melden, sollte es losgehen. Petra fährt ins Geburtshaus, welches 20 Minuten von uns entfernt liegt und übernachtet dort. Der Mann und ich gehen ins Bett, in das ich eine wasserdichte Wickelunterlage und ein Badehandtuch gelegt habe. Zudem habe ich eine Fließwindel eingelegt, denn ich tröpfel permanent vor mich hin. An den Mann gekuschelt schlafe ich recht schnell ein.

Ich wache um kurz vor 00 Uhr auf, weil ich mich auf die rechte Seite gedreht habe und merke, wie sich dauerhaft ein Rinnsal seinen Weg bahnt. Sowohl Vorlage, als auch Slip und Handtuch sind gut getränkt. Ich stehe auf und gehe Richtung Toilette. Als ich mich wieder ins Bett kuschle, kommt die erste Wehe, die nicht mehr mit denen der letzten Tage vergleichbar ist. Ich drücke die Hand des Mannes, der dadurch wach wird und sich sofort auf mich einstellt. Und auch die nächsten drei Wehen so mit mir Hand in Hand liegt und für mich da ist.

Wir bleiben noch ein bisschen im Bett, das Nachtisch-Licht ist an und wir freuen uns, was wohl die kommenden Stunden passiert. Noch eine Wehe, und ich möchte bitte jetzt aufstehen. Ich glaube, es geht los. Ich möchte die Sachen vorbereiten und glaube, dass ich in einer anderen Position als im Liegen besser mit den Wehen klar komme. Gesagt getan.

Wir gehen runter, und fangen an alles vorzubereiten. Während ich in der Küche einen Espresso nach dem anderen für den Dammschutz aus der Maschine lasse und diesen in die vorgewärmte Thermoskanne umfülle, zündet der Mann im Wohnzimmer den Kamin und viele Kerzen an. Er richtet die Geburtskerze her und sortiert die Hausgeburtsutensilien griffbereit auf die Kommode. Dazwischen kommt er bei jeder Wehe in die Küche und streicht mir den Rücken, Po und Beine aus, während ich die Wehe veratme und mich auf der

Küchenablage aufstütze. Nach jeder Wehe bereiten wir weiter vor.

Die Wehen werden immer heftiger und ich atme inzwischen laut mit, der Mann reagiert sofort auf meine Zeichen, ab und an tut mir Druck auf dem Lendenbereich gut, dann wieder nur streicheln, oder einfach halten. Egal was, er macht es einfach und redet liebevoll auf mich ein. Ich komme gut mit den Wehen klar und bin innerlich ganz ruhig und freue mich auf das, was kommt. Zwischen den Wehen ist die Stimmung ganz gelöst und entspannt.

Der Mann entscheidet gegen 1 Uhr: "Noch drei solche Wehen und ich rufe Petra an". Ich bin überrascht, denn ich finde die Wehen noch gar nicht so schlimm – die Abstände sind inzwischen etwas unter fünf Minuten. Solange wartet er dann aber nicht mehr. Petra hatte sich gerade hingelegt, verspricht jedoch, sich sofort auf den Weg zu machen. Ihre Utensilien hatte sie am Abend alle gleich da gelassen, so muss sie nicht mehr viel vorbereiten.

Inzwischen ist alles bereit, das Wohnzimmer durch das Feuer im Kamin wunderbar warm. Die Handtücher haben wir zum Vorwärmen um Wärmflaschen gewickelt und ebenfalls zum Kamin gelegt. Irgendwie ist plötzlich klar, der Babyboy kommt im

Wohnzimmer zur Welt, auch wenn ich die letzten Wochen nicht mehr sicher war, welchen Raum ich bevorzugen würde. Liebäugelte ich doch mit Schlafzimmer, oder mit der Badewanne. Die Wehen sind gut aushaltbar, ich lehne abwechselnd, je nach Raum, mit den Ellenbogen über die Küchenablage gelehnt und Hüften kreisend, oder im Wohnzimmer auf der hüfthohen Balustrade. Der Mann immer hinter mir, er verpasst nur eine Wehe, weil er von oben einen weiteren Korb mit Geburtsutensilien holt. Diese Wehe empfinde ich als fast unerträglich. Bevor Petra kommt, messen wir noch mal meine Temperatur, und der Mann trinkt noch eine Tasse Kaffee, obwohl er einen total fitten und entspannten Eindruck macht. Es ist eine wunderbare, liebevolle, freudige Stimmung im Raum. Das gedämpfte Kerzenlicht, das aus dem Wohnzimmer strahlt und die Wärme des Kamins, die inzwischen auch Esszimmer und Küche erreicht hat, unterstreichen die schöne Stimmung.

Petra kommt gegen halb zwei, guckt sich die Situation einfach nur an und bereitet ihre Schreibsachen auf dem Esszimmertisch vor. Dann richtet sie noch letzte Kleinigkeiten her. Sie spürt die Symbiose die zwischen dem Mann und mir herrscht und mischt sich überhaupt nicht ein, bleibt einfach im Hintergrund. Das CTG ist noch im Wohnzimmer aufgebaut und Petra mag in einer Wehenpause kurz die Herztöne des Babyboys hören. Der ist seit den Wehen sehr ruhig geworden, was Petra aber als absolut normal bezeichnet. Die Herztöne sind wunderbar. Während ich auf dem Sofa knie und Petra die Herztöne hört, kommt eine Wehe. In dieser Position überfällt sie mich aber eher und ich flüchte direkt im Anschluss daran wieder zu meiner Balustrade. Die Abstände zwischen den Wehen sind jetzt sehr kurz, aber durch das Tönen und den Mann im Rücken komme ich wunderbar damit zurecht.

Petra sitzt am Kamin, bereitet letzte Dinge vor und zieht sich Handschuhe an. Dann fragt sie mich, ob es für mich in Ordnung ist, wenn sie mal nach dem Muttermund tastet. Ich bin einverstanden und lege mich direkt nach einer Wehe auf das Sofa.

Petra strahlt nach dem Tastbefund und sagt:

"Der Muttermund ist 9cm geöffnet, fast vollständig!"

Ich bin so überrascht, das kann doch gar nicht sein, so weh tut es doch noch gar nicht und ich bin weder verzweifelt, noch habe ich keine Lust mehr!? Um ja keine Wehe im Liegen ertragen zu müssen, stehe ich schnell wieder vom Sofa auf und stütze mich auf die Balustrade, wo gleich die nächste Wehe kommt. Es schiebt schon alles sehr nach unten. Petra schickt mich noch zur Toilette, um die Blase zu entleeren. In der nächsten Wehenpause gehe ich zur Toilette. In der Zeit prophezeit Petra dem Mann, bis 3 Uhr ist der Babyboy da – mir sagt natürlich keiner was, aber eigentlich ist das auch mein innerer Plan.

Bei der nächsten Wehe frage ich, ob ich etwas Mitschieben darf. Ich darf langsam und vorsichtig mitschieben, merke aber: "Es tut sich nichts".

Zudem gefällt mir die Position nicht mehr, meine Beine zittern und ich kann nicht mehr wirklich stehen, außerdem habe ich keine Lust und keine Kraft mehr. In den nächsten Wehenpausen probiere ich mehrere Positionen. Ich setze mich auf den Sesselrand, aber das geht gar nicht und ich springe quasi wieder auf. Ich knie mich auf die Yogamatte vor dem Sofa, aber auch das tut mir überhaupt nicht gut. Ich laufe auf und ab, auf der Suche nach einer geeigneten Position, doch finde nichts und stelle mich wieder an die Balustrade. Mit der Bitte die Yogamatte hier hinzulegen, habe ich doch irgendwie Sorge, der Babyboy könnte auf den Fliesenboden fallen. Doch irgendwie ist es nicht stimmig. Außerdem mache ich mir Sorgen, das

Baby könnte sich an der rauen Putzwand der Balustrade schrammen – meine Helfer schmunzeln über meine Gedanken.

Der Mann niest und ich sage direkt nach der Wehe "Gesundheit" – weiß, dass hinterher aber nicht mehr, obwohl auch dies Petra und den Mann ein Schmunzeln entlockt. Ich bitte um den Hocker, sofort holt der Mann einen Stuhl aus dem Esszimmer und Petra stellt den Hocker vor den Stuhl, darunter möchte ich bitte die Yogamatte gelegt haben, was umgehend umgesetzt wird.

Ich setze mich auf den Hocker, lehne mich an den Mann, der mich liebevoll umarmt, streichelt und mir Mut und Kraft zuspricht. Die Position tut mir gut und ich kann mich noch mal richtig tief entspannen, die Wehen lassen mir eine lange Pause. Und als wieder eine kommt, versuche ich wieder, mit zu schieben.

Es ist ca. 2:45 Uhr, mein Plan, um 3 Uhr das Baby im Arm zu haben verabschiedet sich. Petra hat den Handspiegel hergerichtet und beobachtet uns weiter. Die Wehen lassen große Pausen und wenn ich mit schiebe, passiert meinem Gefühl nach nichts. Der Babyboy rutscht nicht. Petra fragt, ob sie bitte noch mal nach dem Muttermund tasten dürfe. Ich lege mich aufs Sofa und Petra fühlt das, was sie befürchtet hat: Eine kleine Wulst an einer Seite des Muttermunds hindert den Bauchzwerg, seinen Weg zu nehmen.

Sie tastet auf dem Bauch seine Lage und bittet mich, mich auf die linke Seite zu legen und ihm so das Rutschen zu erleichtern. Während sie den Wulst weg massiert und nach hinten schiebt. Der Mann kniet neben mir auf dem Sofa, hält mein Bein. Ich kralle ihn in den Arm und schiebe von oben auf Petras Anweisung mit der nächsten Wehe, unterdessen sie den Wulst nach hinten schiebt. Es ist sehr unangenehm und tut wahnsinnig weh und doch ist die Lage pure Erleichterung. Denn ich spüre nun, wie sich der Kopf weiter in den Geburtskanal schiebt.

In einer Wehenpause denke ich darüber nach, dass es diesmal wieder keine Wassergeburt wird und diese Lage hier auf der Seite eigentlich ganz bequem ist. Ich glaube nicht, diese nochmal verändern zu können/wollen und das es dann wohl wieder ohne Schwerkraft gehen muss. Kaum habe ich die Gedanken zu Ende gedacht, schlägt Petra einen Stellungswechsel vor, ob ich nicht Lust habe, mich im Vierfüßlerstand auf die Lehne vom Sofa zu stützen. Eigentlich möchte ich nicht, bin platt und mag nicht mehr, doch mit vereinten Kräften, motivieren mich Petra und der Mann.

Der Mann schiebt die Lehne des Sofas so, dass er direkt vor mir auf dem Esszimmerstuhl sitzen kann und Petra hinter mir auf dem Sofa kniet. Die Wehen kommen jetzt wieder sehr schnell hintereinander und ich spüre, dass das Mitschieben effektiv ist.

Gleich kommt der Moment, vor dem ich mich innerlich etwas fürchte. Der Mann bittet Petra mich noch richtig gut mit Damm-Massageöl einzureiben, weil er weiß wie wichtig mir das ist. Sie schmiert für den Zweck ausreichend, aber der Mann weiß, dass mein Kopf mehr braucht, und bittet sie, den Dosierverschluss zu entfernen und mehr Öl zu nehmen. Er weiß um meine sonstige Blockade im Kopf – Petra schmiert das restliche Fläschchen des Öls und der Raum ist erfüllt vom Duft des kleinen Fläschchens.

Die nächste Wehe lässt mich weiter schieben und der Mann streichelt mich und fragt, ob ich nicht mal fühlen möchte… ich taste vorsichtig, aber der Kopf fühlt sich noch weit weg an. Also weiter schieben mit aller Kraft und ich spüre den Schmerz, vor dem ich mich so gefürchtet habe. Leider endet die Wehe genau an dieser Stelle und ich spüre für einen ganz kurzen Moment pure Verzweiflung aufsteigen.

Petra drückt die mit Kaffee getränkte Kompresse auf den Damm und ich spüre, wie das Köpfchen ein großes Stück zurückrutscht! Ich schimpfe vor Verzweiflung. Genau durch diese Stelle, vor der ich so Angst hatte, noch einmal überwinden zu müssen, demotiviert mich.

Petra sagt dem Mann, der der Einzige ist, dessen Stimme ich noch wahrnehme, was er mir sagen soll – und die Motivation, dass es gleich geschafft ist, kommt zurück. Die nächste Wehe kommt und es reicht wieder nicht ganz, doch ich soll noch einmal schieben, ohne Wehe und da ist das Köpfchen.

Ich spüre, wie der Babyboy sich zurecht dreht, und mit der nächsten Wehe gleitet er mit Petras Hilfe auf die Unterlagen auf dem Sofa. Er liegt da und guckt etwas sauer, dann ein ganz kurzes Quaken. Das Gefühl, welches mich sofort durchströmt ist wunderbar. Der Schmerz und die Anstrengung sind sofort vergessen und verschwunden, ich nehme ihn hoch und drücke ihn an meinen Bauch, von dem ich das Shirt hochgeschoben habe. Petra bringt die vorgewärmten Tücher und wickelt ihn an allen nackten Stellen ein und rubbelt ihn sanft ab. Er blinzelt in die Welt, weint überhaupt nicht, röchelt jedoch ein wenig. Petra hat sofort ein Schläuchlein parat und saugt ihm das Fruchtwasser, das ihn stört, etwas ab. Er verzieht das Gesicht, lässt es aber geschehen. Ich ziehe mit dem kleinen Männlein in die andere Ecke des Sofas um, wo frische Einmalunterlagen vorbereitet sind.

Während Petra die gebrauchten Unterlagen entsorgt, wovon ich aber überhaupt nichts mitbekomme, so gefangen bin ich von dem kleinen Wunder in meinem Arm. Auf die letzten Momente hat das kleine Kerlchen wohl noch etwas Stress bekommen und direkt noch einen kleinen Klecks Mekonium auf dem Sofa verloren. Doch er wird sofort rosa, blinzelt in die Welt und der Mann und ich sitzen staunend vor dem kleinen Bündel in meinem Arm.

Draußen wird es dämmrig und die Vögel fangen an zu zwitschern und wir halten unseren Babyboy im Arm. Der Mann macht die ersten Bilder des neuen Erdenbürgers. Ich befühle vorsichtig die noch pulsierende Nabelschnur. Wir lassen dem Zwerg Zeit, in der Welt anzukommen. Kaum auf der Welt schon sucht das kleine Mündchen nach der Nahrungsquelle. Ich helfe dem Zwerglein ein bisschen und schon saugt er kräftig an, als hätte er nie etwas anderes gemacht – ein echter Profi.

Ich spüre, wie in mir etwas fällt, und sage, dass ich glaube, das die Plazenta sich gelöst hat. Ob ich noch mal mitschieben soll? Petra prüft und gibt das ok und so kommt 15 Minuten nach dem Babyboy die Plazenta von ganz allein. In dem Augenblick, in dem ich den Fall in meinem Bauch spüre, bekommt der kleine Mann in meinem Arm ganz große Augen, als wäre er erschrocken über den Wegfall seiner bisherigen Versorgung.

Die Plazenta kommt in eine Schüssel und steht noch immer verbunden durch die auspulsierte Nabelschnur mit dem kleinen Männlein neben uns auf dem Sofa. Petra kontrolliert mich auf Verletzungen und ich habe zwei kleine Labienrisse, wovon einer genäht werden muss. Dies möchte Petra gerne machen, bevor die großen Schwestern kommen. Damit Petra gut nähen kann, nabeln wir den kleinen Mann ab – der Mann durchschneidet die Nabelschnur, die sich schon ganz kühl anfühlt. Der Babyboy darf zum Kuscheln auf Papas Arm und ich lege mich aufs Sofa, damit Petra Nadel und Faden schwingen kann. Vorher Betäubungssalbe – bitte die Elefantendosis – und losgeht es. Vier Stiche und ein bisschen Jammern später ist es vollbracht. Der Mann informiert die großen Schwestern über die Geburt des kleinen Bruders. Diese sind ganz aus dem Häuschen und möchten sich sofort anziehen, fertig machen und dann gleich kommen und ihn bestaunen.

Ich werde vom Mann mit warmen Wasser abgewaschen und er hilft mir ein frisches Shirt anzuziehen, dann kuscheln wir wieder zusammen. Petra untersucht die Plazenta. Es ist das erste Mal, dass ich mir das ganz genau mit ansehe und auch befühle, was den kleinen Mann die letzten Monate versorgt hat. Sie ist vollständig und damit gratuliert Petra mir und dem Mann zur Geburt.

Es ist wunderbar. Das Feuer im Ofen ist fast nieder gebrannt, glüht noch ein wenig. Draußen wird es immer heller, das kleine Zwerglein liegt in warme Tücher gehüllt wieder in meinem Arm, er ist ganz still und guckt nur um sich. Das Wohnzimmer sieht schon fast wieder normal aus. Die Oxytocinspritze, die Petra extra vorher aufgezogen bereit gelegt hatte, weil bisher alle Plazentas einen kleinen, extra Schubs gebraucht haben, liegt unberührt auf der Balustrade – wunderbar. Es ist geschafft!

Es ist fast 5:30 Uhr und wir wiegen den kleinen Zwerg – 4230 g und beim Messen zeigt er eine stattliche Länge von 55 cm. Der Kopfumfang beträgt 35 cm. Auch hier ist er ganz ruhig und guckt um sich. Die kleine große Schwester konnte nicht mehr warten, bis die nun ganz große Schwester fertig geduscht hat und ist sofort nach Hause geflitzt gekommen. Sie kommt gerade zur Türe herein, als ich den kleinen Mann langsam anziehe und als ich ihn in Body und Windel wieder in eine Lage warme Tücher gehüllt habe, gebe ich ihn ihr auf den Arm. Ihr laufen die Rührungstränchen und sie ist sofort verliebt in den kleinen Bruder. Ein lang, lang lang gehegter Wunsch, nämlich der, endlich _große_ Schwester zu sein, ist in Erfüllung gegangen! Sie hält ihn eng umschlungen und strahlt und weint gleichzeitig.

"Jetzt bin ich nicht mehr die Kleinste, jetzt bin ich die Mittlere!" Und sie strahlt über alle Backen.

Die große große Schwester kommt ebenfalls zur Türe rein geschlichen. Die Mädels haben sofort diese besondere Stimmung, die noch im Raum ist aufgenommen. Kein lautes Wort, alles ruhig und innig. Das Wunder hängt noch in der Luft, gemeinsam mit dem Geruch von diesem kleinen frischen Baby, welches einen Duft verströmt, den man nicht beschreiben kann, an dem man sich nicht satt riechen kann und den man nie wieder vergessen möchte. Petra erledigt am Esstisch den letzten Papierkram und lässt uns als Familie Zeit zusammen zu wachsen, die Liebe zu spüren, und wir genießen nur. Die große Schwester hält ihren kleinen Bruder im Arm und er schließt die Augen, mehr als zwei Stunden nach seiner Geburt und schläft ein.

Ich bleibe noch auf dem Sofa sitzen und die Mädels decken den Frühstückstisch, während der Mann beim Bäcker Brötchen holt und dann frühstücken wir, gemeinsam mit Petra, an diesem Morgen, der für uns immer was ganz Besonderes bleiben wird. Der Mann schmiert mir ein Brötchen und ich sitze am Tisch, ein kleines schlafendes Bündel im Arm. Die Mädels gehen in die Schule, Petra fährt ins Geburtshaus zum Schlafen und auch wir legen uns ins Bett, wo wir eng aneinander gekuschelt zwei Stunden schlafen und dann das kleine Wunder weiter bestaunen!

Die ersten Wochen

Die erste Woche mit dem Babyboy

Heute möchte ich gerne stichpunktartig festhalten, was in dieser ersten Woche passiert ist.

Mit einer Woche:

- pieselt man am liebsten, wenn die Windel ab ist und man nackt auf dem Wickeltisch liegt, im hohen Bogen alles voll.
- hat man noch nie im Leben gebadet, aber dafür schon die erste Maniküre hinter sich, weil die Nägel sooo lang waren, als man auf die Welt kam, dass man sonst alles zerkratzt hätte (die Schwestern waren neidisch)
- ist man der Star bei den großen Schwestern und Eltern und könnte den ganzen Tag nur verliebt angesehen werden.
- hat einen die Neugeborenengelbsucht erwischt
- hat man das Neugeborenenscreening hinter sich gebracht und ganz arg geweint beim "pieks" in den Fuß
- hat man das Neugeborenenscreening ein weiteres Mal wiederholen müssen, weil beim ersten Mal die Blutmenge auf dem Papier nicht gereicht hat.

- stemmt man mit aller Macht den Kopf hoch, wenn man in Bauchlage auf dem Wickeltisch den Rücken massiert, bekommt, oder an der Schulter liegt.
- ist sowohl Hebamme und die Kinderärztin begeistert von der Körperspannung.
- hat man den 12 Geburtstag der großen Schwester im kleinen Familienkreis gefeiert
- kuschelt man am liebsten den ganzen Tag mit intensivem Körperkontakt
- hat man außer Muttermilch nichts anderes bekommen (Stichwort: Tee)
- hat man das Haus noch nicht verlassen und die meiste Zeit kuschelnd im Bett verbracht: WOCHENBett
- hat man seit Sonntag 18:30 Uhr den Nabelrest verloren, und einen wunderschön verheilten Nabel bekommen.
- hat man am Geburtstag der Schwester ersten Besuch von Oma und Opa bekommen – die eine wunderschöne Krabbeldecke (selbst gequiltet von der Oma) mitgebracht haben
- hat man das Geburtsgewicht wieder erreicht und sogar schon 200 g zugenommen

- passt man in nagelneue Klamotten nicht rein, weil man schon rausgewachsen ist. Einiges ist schon aussortiert
- hat man heute die U2 zu Hause erlebt und die Kinderärztin um den kleinen Finger gewickelt
- liebt man die Musik, die schon im Bauch beruhigt hat
- kuschelt man, während Mama schreibt, mit Papa im Bett und schläft an ihn gekuschelt ein.

2 Wochen Babyboy

Der kleine Mini-Glückspunkt ist heute genau 14 Tage bei uns. Auf der einen Seite ist es, als wäre er schon immer da, auf der anderen Seite möchte man ihn die ganze Zeit nur verliebt ansehen, ihn bekuscheln, an ihm schnuffeln und ihn im Arm halten.

Ist er wach, schneidet er die schönsten Grimassen und bringt uns zu den verzückten "ah" und "oh" Rufen. Die Mädels lieben ihn auch abgöttisch und genießen es sehr, ihn zu knuddeln und zu bekuscheln. Seit gestern Nachmittag ist der Mann das erste Mal seit Wochen wieder beruflich unterwegs – fast ans andere Ende Deutschlands und kommt erst am Donnerstagabend zurück. Er fehlt mir sehr, ich muss mich wohl erst daran gewöhnen, dass nun wieder der Alltag losgeht. Lebten wir doch die letzten Wochen in unserer eigenen Blase, in der alles entschleunigt und ganz ruhig, nach unserem Tempo ablief.

Der Herzmann hat allerdings gestern Mittag noch vorgekocht, damit ich nicht so viel tun muss .

Der kleine Mini-Glückspunkt nimmt ordentlich zu und macht alles ganz hervorragend – klar, es ist eine wirkliche Umstellung, schließlich haben die beiden Großen schon lange keine 24/7 Rundumversorgung mehr gebraucht, die letzten durchwachten Nächte sind lang her. Und das ich mit meinen Augenringen Seil springen konnte, ja, die Zeiten habe ich schon fast vergessen. Doch plötzlich ist sie wieder da und ich genieße es sehr für den kleinen Mann da zu sein. Er ist wirklich ein Traumbaby, statt zu weinen und zu schreien, kneistert er vor sich hin und wartet darauf, das man seine Bedürfnisse erkennt. Meist sind die Bedürfnisse Hunger, Nähe und "mich drückt was im Bauch" – aber selbst das erträgt er einfach so – dieser kleine tapfere Kerl.

Die Hitze (33 Grad), die im Augenblick herrscht, setzt uns beiden ordentlich zu. Wir kleben aneinander und schwitzen uns gegenseitig voll. Er möchte noch mehr als sonst gestillt werden, denn verständlicherweise plagt ihn bei diesen Temperaturen großer Durst. Nachts schlafen wir eng aneinander gekuschelt in meinem Bett und wie oft er nachts andockt, bekomme ich nicht wirklich mit. Auch wenn der Mann sich Sorgen macht, weil ich alles in allem auf +/- 4,5 h Schlaf komme. Nur zum Wickeln schaue ich wirklich auf die Uhr, die ich im Bad neben den Wickeltisch gestellt habe.

Petra war gestern wieder da um nach uns zu sehen. Langsam nähern sich die Hebammenbesuche dem Ende. Eigentlich brauchen wir sie nicht mehr, mit der Rückbildung ist sie sehr zufrieden, auch der Bauch ist schon wieder prima zurückgegangen und bisher bei keiner Schwangerschaft so schnell verschwunden. Der kleine Herr Glückspunkt macht seine Sache beim Stillen toll, nimmt bestens zu, der Nabel macht keine Probleme und sowohl die U2, als auch seine Neugeborenengelbsucht hat er prima gemeistert. Aber so ganz möchte ich Petra noch nicht gehen lassen, haben wir doch inzwischen viele Monate und eine tolle Schwangerschaft und eine noch schönere Geburt gemeinsam gemeistert. Wir haben vereinbart, dass sie nächste Woche nochmal kommt und dann sehen wir weiter. Das Abschiedsgeschenk liegt schon bereit. Beim

Gedanken an Abschied habe ich aber doch das ein oder andere Tränchen im Knopfloch.

Der kleine Herr Glückspunkt genießt es sehr, getragen zu werden, und möchte am liebsten gar nicht ohne Körperkontakt sein. Dabei ist es, außer bei Hunger, nicht so wichtig, ob beim Papa in der Manduca oder bei mir auf dem Arm, im Tragetuch. Nur bitte nicht weglegen, schon gar nicht im wachen Zustand. Das geht im Bestfall beim Papa – seine Angst von wilden Tieren gefressen zu werden, scheint sehr groß zu sein.

Und wie geht es mir nach der Geburt? Das Becken fühlt sich noch etwas instabil an und den neuen/alten Körperschwerpunkt habe ich noch nicht ganz wieder gefunden. Die Nähte sind gut verheilt und die Gebärmutter an ihrem alten Platz zurück. Die Heultage blieben komplett aus, stattdessen nur pures Glück und tiefe Liebe – großer Genuss mit dem Mann und dem kleinen Glückspunkt im Familienkreis zu kuscheln.

•

Schlaflose Nächste sind lang

Wie eine Schale Erdbeeren, ein Grillfleisch und eine Bereitschaftszusage einem die ganze Nacht um die Ohren fliegen lassen können.

Es ist ein wunderschöner sonniger Nachmittag, wir holen an einem Erdbeerhäuschen eine Schale Erdbeeren und als wir damit zu Hause ankommen, schneide ich sie klein und setze mich damit auf die Terrasse in die Sonne und lass es mir schmecken. Zu lange habe ich darauf gewartet, heimische Erdbeeren, süß und rot – lecker! Später am Abend grillen wir, bei unserem Metzger haben wir schon fertig eingelegtes Grill-Fleisch geholt – dass das Fleisch mit Knoblauch eingelegt ist, merke ich erst, als es auf meinem Teller liegt. Aber die Schwangerschaft ist vorbei und es schmeckt sehr lecker!

Der kleine Herr Glückspunkt hat schon in der gesamten Schwangerschaft angedeutet, dass er Knoblauch zum Abgewöhnen findet. Alles, was mit Knoblauch im Bauch ankam, wurde postwendend zurückgeschickt. Aber da er ja inzwischen auf der Welt ist, dachte ich nicht, dass ihm Knoblauch noch etwas anhaben könnte.

Als der kleinen Herrn Glückspunkt abends vor dem ins Bett gehen auf dem Wickeltisch lag, sah ich die erste Bescherung: Direkt am Po ist er rot – einzig anders an diesem Tag: Die Erdbeeren! Mist! Ich wusch ihn unter lauwarmen Wasser ab, trocknete ganz vorsichtig den Popo und legte Heilwolle in die

Windel auf die rote Stelle. Vorhaben für die Nacht: Noch häufiger Wickeln als normalerweise schon!

Der kleine Herr Glückspunkt ging pünktlich um 20 Uhr ins Bett – das ist seit Tagen seine Zeit, zu der er zeigt "ich bin müde, ich will jetzt bitte schlafen!".

Und dann begann die Nacht, die eigentlich keine war. Der kleine Herr Glückspunkt litt sehr unter dem Knoblauch, der ihm arges Bauchgrummeln und einen aufgeblähten Bauch bescherte. Er weinte nicht, aber er wand sich und kneisterte die ganze Nacht. An Schlaf war kaum zu denken, sowohl der Mann, als auch ich hatten so großes Mitleid mit ihm und streichelten, massierten und zeigten ihm einfach, dass er nicht alleine ist. Ich wickelte zudem viel öfter als normal sowieso schon, damit die rote Stelle möglichst schnell wieder weggeht. Zudem massierten wir den Bauch mit Frau Stadelmanns Fenchel-Kümmel-Öl, welches ihm etwas Linderung verschaffte. Der Mann unterstützte mich nach Kräften, hatte aber für einen Mitarbeiter die nächtliche Bereitschaft für ein Kundensystem übernommen und dort gab es auch Probleme, um die er sich kümmern musste. Ich machte mir selbst große Vorwürfe – wusste ich doch um die Abneigung des kleinen Glückspunkts gegen Knoblauch und dann noch die Erdbeeren dazu…

Samstag Morgen war die Nacht vorbei, der kleine Glückspunkt war bester Laune, trotz wenig Schlaf und wollte gerne aufstehen. Der Mann und ich sahen uns aus dicken mit großen Ringen geschmückten Augen an. Der wunde Popo war schon fast wieder gut, nur noch ganz leicht rötlich, aber nichts im Vergleich zum Abend! Das kleine Bäuchlein wieder weich und des Miniglückspunkts Welt wieder in Ordnung.

Auf meiner Merkliste steht nun ganz dick: Erdbeeren nur in haushaltsüblichen babypopofreundlichen Mengen essen und Knoblauch weiterhin ganz meiden!

Bilanz nach gut zwei Wochen

- Wir haben 150 Pampers Newbornwindeln über den Wickeltisch gejagt!
- Wir haben zusätzlich mit Stoff gewickelt, die ersten Tage ausschließlich!
- Wir haben jetzt Newbornwindeln in Größe 3 gekauft (von 4-7kg)

- der kleine Herr Glückspunkt kratzt mit dem Gewicht an der 5kg-Marke und hat damit ordentlich zugelegt
- der kleine Herr Glückspunkt geht gegen 20 Uhr ins Bett und gibt sich redlich Mühe, nachts zu schlafen (keine langen Wachphasen, nur trinken und wickeln – dann weiter schlafen
- tagsüber hat der kleine Herr Glückspunkt 2x 2,5 Stunden Wachphasen und abends nochmal mindestens 1,5 Stunden die er gerne getragen, getüdelt, besungen, bespaßt wird.
- Er liebt es, aus dem Fenster in den Garten zu sehen oder generell Lichtquellen zu beobachten.
- die Schwestern haben großen Spaß daran ihm seine Wünsche zu erfüllen.
- Im Kinderwagen schläft der kleine Herr Glückspunkt nur, wenn man ihn schlafend reinlegt.
- Im Tragetuch und in der Manduca schläft der kleine Herr Glückspunkt sehr schnell ein – aber bitte laufender Weise.
- Beim Stillen schnappt der kleine Herr Glückspunkt beim Andocken wie ein Krokodil und wird deshalb auch "Schnappi" genannt.

- Der kleine Herr Glückspunkt findet, Familienessen ohne ihn sind keine Familienessen und wird daher, egal wie tief er vorher schlief, auf jeden Fall wach, wenn Besteck klappert.
- waren wir trotzdem immer wieder in unserem Café beim Frühstücken und haben es sehr genossen.
- kann man wirkliches Weinen an einer Hand abzählen, sonst wird der Unmut über Situationen ausschließlich durch "kneistern" kundgetan.
- haben alle Omas und Opas, Tanten und Cousinen den kleinen Herrn Glückspunkt besucht
- wurde der kleine Herr Glückspunkt von vielen lieben Leuten sehr großzügig beschenkt.
- fährt der kleine Herr Glückspunkt Auto, fallen die Augen zu und nur bei Hunger öffnet man die Augen und meldet sich
- hat der kleine Herr Glückspunkt an der rechten Seite der Brust nachts einmal ordentlich falsch angesaugt und tut diese seither weh.
- sind alle unglaublich tief in den kleinen Herrn Glückspunkt verliebt und freuen sich täglich, dass er da ist.

"Mama, es fühlt sich an, als wäre er schon immer da!" – ja so ist es!

3 Wochen Babyboy

Heute Nacht um 3:30 Uhr meldete sich der Miniglückspunkt, um einen verspäteten Mitternachts-Snack anzumelden. Nachts brennt im Schlafzimmer die Salzkristalllampe. So ist es nicht zu hell, aber hell genug, um zu sehen, wo der Miniglückspunkt andockt – noch ein falsches Ansaugen brauche ich nämlich nicht so schnell.

Als es 3:43 Uhr war, gab ich dem Miniglückspunkt ein Küsschen auf die Stirn und gratulierte ihm zu seinem 3-Wochen-Geburtstag. Der Mann und ich gingen heute wieder zum Frühstücken. Pünktlich als mein Müsli auf den Tisch gestellt wurde, räckelte sich der Miniglückspunkt im Kinderwagen, um kurz drauf nörgelnd auf den Missstand aufmerksam zu machen, dass er jetzt allein im Kinderwagen liegen muss, während wir gemütlich frühstücken. Der Mann nahm ihn raus und kuschelte mit ihm, bis ich aufgegessen hatte, dann wechselten wir ab und er genoss sein Frühstück. Im Moment benötigt der Miniglückspunkt sehr viel Nähe, er möchte immer an/auf einem von uns sein und bitte nicht weggelegt werden. Die wilden Tiere, die hier überall lauern und einen fressen könnten.

Gerade jetzt schützt ihn das Tragetuch vor den Tigern und Löwen und er schläft selig und entspannt. Und ich habe zwei Hände frei um zu schreiben und nebenher Mittagessen zu kochen. Auch wenn das stehende Schreiben an der Küchenablage nicht ganz so komfortabel ist wie sitzend am Schreibtisch. Man wird bescheiden.

Der Miniglückspunkt hat eigentlich ein Anstell-Bett an unserem Bett stehen. Es war vorgesehen, dass er die Nächte darin verbringt und nur zum Stillen in unser Bett kommt – das findet er ganz und gar nicht gerecht. Liegt er doch am liebsten zwischen uns, von allen Seiten bekuschelt und vor den wilden Tieren.... Das Beistellbettchen ist nur Rausfallschutz, wenn er an der Außenseite gestillt wird. Es ist unglaublich, wie breit sich so ein kleines Baby in einem Bett machen kann und mit wie wenig Platz wir uns zufriedengeben.

Heute Nachmittag kommt Petra nochmal/wieder vorbei. Der Miniglückspunkt hat schon wieder einen leicht roten Popo und ich kämpfe noch immer mit der malträtierten Brustwarze – auf der sich inzwischen ein Wasserbläschen gebildet hat und die höllisch weh tut, wenn der Glückspunkt andockt. Wobei es schon etwas besser geworden ist. Am Sonntag und Montag hätte ich jedes mal heulen können vor Schmerzen, aber ich habe ihn natürlich trotzdem an der Seite angelegt, ein Milchstau obendrauf wäre wohl der Supergau gewesen.

Der kleine Herr Glückspunkt trinkt im Moment sehr ausgiebig und viel, auch gerne über seinen Mageninhalt hinweg und hinterher macht sein Überdruckventil "börps" und er ergießt die überschüssige Milch meist direkt in meinen Ausschnitt und natürlich über sich selbst.

Das andere Feature, das sich die letzten Tage heraus kristallisiert hat, ist äußerst praktisch: Der Glückspunkt wird beim Wickeln unter warmen Wasser am Waschbecken gewaschen. Er genießt die Freiheit und lässt während dem über das Waschbecken halten, einfach alles ins Waschbecken laufen – hierdurch Sparen wir uns die ein oder andere Windel, wobei diese fehlenden Windeln nicht wirklich ins Gewicht fallen bei unserem Verbrauch. Das ist auch keine einmalige Sache, er bemüht sich wirklich redlich und drückt, wenn er über das Waschbecken gehalten wird und guckt sehr angestrengt.

4 Wochen Babyboy

Seit heute Morgen um 3:43 Uhr bist Du also seit vier Wochen bei uns. Seit vier Wochen lässt Du unser Herz überlaufen vor Glück und Liebe und zeigst uns jeden Tag aufs Neue, wie man die Welt entschleunigt! Wie man mit zu kurzen Nächten umgeht. Wie Dein Lächeln verzaubert. Du bist wunderbar und genau DU hast uns zu unserem Glück gefehlt – Du bist unser Glückspunkt!

Wie war das eigentlich, als Du noch nicht da warst? Das fragt sich die ganze Familie immer wieder.

Am liebsten schläfst Du bei uns, auf dem Arm, im Tragetuch, in der Manduca oder eng an uns gekuschelt mit vollem Körperkontakt in unserem Bett. Auto fahren findest Du ok, Du schläfst dabei und lässt Dich auch am Zielort durch ein Umbetten ins Tragetuch nicht stören. Abends wirst Du gerne von Deinen großen Schwestern getragen und lässt Dir den Garten durch die großen Fenster vom Wintergarten zeigen. Inzwischen schaust Du wach und interessiert in die Welt und liebst es, wenn sie Dir vorsingen, Dir Bücher vorlesen und mit Dir erzählen. Sie lieben Dich beide über alles und "streiten" sich fast, wer Dich nun beknuddeln und betüddeln darf. Du nimmst weiterhin fleissig zu und wir stillen voll. Man erkennt langsam etwas wie einen Rhythmus. Du gehst gegen acht mit mir ins Bett, oder Dein Papa übernimmt die erste Schicht mit Dir in der Manduca – dort schläfst Du ein und gehst dann gerne mit ihm ins Büro und lässt Dich wärmen, während er noch arbeitet. Ich schlafe dann schon mal vor und genieße den Komfortschlaf sehr. Etwa drei Stunden später knurrt Dein Magen und Du knötterst und meldest Deinen Hunger an – bis Du wirklich laut wirst, hat man genügend Zeit für den Weg zur Milchbar. Wenn DU mich riechst, wirst Du ganz hektisch, wedelst mit den Armen und "hakst" mit Mund und Nase und suchst Dein Buffet. Danach wirst Du noch mal gewickelt, was oft Dein Papa noch übernimmt. Damit ist seine Schicht zu Ende, mir fällt das nächtliche Aufstehen viel leichter, ihm dafür die "Schicht" bis Mitternacht. Da ich zum Stillen nachts sowieso wach bin, fällt mir das Aufstehen und wickeln sehr leicht. Wir machen nachts nur wenig Licht und Du scheinst schon verinnerlicht zu haben, wenn es dämmrig und leise ist, dann ist Schlafenszeit.

Gegen zwei Uhr forderst Du Nachschlag für den Magen und da ist ein erneutes Wickeln dann unumgänglich und meist muss auch die Unterlage des Wickeltischs dann in die Wäsche. Ab und zu plagt Dich während der weiteren Nacht Dein Darm, aber statt laut zu schreien und zu weinen, meckerst Du wie ein kleines Schäfchen und windest Dich. Dann massiere ich Dein Bäuchlein mit Frau Stadelmanns Fenchel-Kümmel-Öl, das verschafft Dir Linderung und Du kuschelst Dich Bauch an Bauch mit mir ins Bett. Während ich Dir den Rücken streichle, bis es Dir besser geht und Du wieder schlafen kannst.

Zwischen vier und halb sechs möchtest Du bitte die nächste Mahlzeit und meist schläfst Du dann nochmal fest mit mir ein. Wenn der Hunger sich später meldet, steht Dein Papa mit Dir auf und macht Dich schon mal tagfein. Packt Dich in die Manduca und startet mit den großen Mädels in den Tag. Oder er legt Dich unter Dein Spieltrapez, wo Du mit großen Augen den Holzmäusen zusiehst und diese durch wildes Arme rudern zum Beben bringst, um diese dann mit den Augen genau zu verfolgen.

Gegen acht Uhr bringt er Dich zum Frühstück ins Bett. Du guckst mich während dem Trinken mit großen Augen an und legst Deine Hand in meinen Ausschnitt. Nach dem ausgiebigen Frühstück, weiterem Wickeln und einer ausgiebigen Kuschelrunde, schlüpfst Du ins Tragetuch und schläfst wieder. Sobald Du das Frühstücksbesteck klappern hörst, egal ob um neun, oder um elf, dann bist Du wach und möchtest bitte auch sofort frühstücken.

Die letzten Nachmittage haben wir beide gemeinsam auf der Terrasse verbracht, es war wunderbar warm und durch zu viele Erdbeeren die ich gegessen habe, die Dir leider gar nicht bekommen sind, hast Du einen richtig wunden Popo bekommen. Daher habe ich Dich unten ohne, als Windelersatz in ein Handtuch gehüllt, auf dem Gartentisch unter dem Sonnenschirm strampeln lassen und Deinen Popo mit morgens abgepumpter Muttermilch bestrichen. Das half wunderbar und inzwischen ist Dein Popo wieder wunderbar. Mein schlechtes Gewissen war trotzdem riesengroß!

Hat man Dich auf dem Arm, stemmst Du Dich mit beiden Unterarmen an der Brust ab und guckst einen an. Deine Körperspannung ist generell enorm, Du stemmst in Bauchlage mit aller Gewalt den Kopf nach oben und nimmst dabei die Unterarme zur Hilfe. Inzwischen findest Du auch immer öfter die Hand und lutscht daran herum, wobei das, glaube ich, eher noch zufällig ist. Da Du gerne auch nur zum Nuckeln an die Brust möchtest, hat Petra uns einen Schnuller empfohlen, doch davon bekamst Du Würgereiz. Da wir verschiedene Modelle zur Auswahl gekauft hatten, fand sich einer, den Du nicht sofort verabscheut hast, aber durch das saugen daran bekamst Du Bauchweh, denn vor lauter intensivem Saugen hast Du an den Seiten unheimlich viel Falschluft gezogen. Daher haben wir die Schnullergeschichte erst mal vom Plan gestrichen.

Frisch gestillt, gewickelt und eingeschlafen fährst Du gerne Kinderwagen, auch über Stock und Stein ist das kein Problem – bleiben wir aber stehen um eventuell in ein Café einzukehren und etwas zu trinken…. Fail… Dann bist Du sicher wach, schließlich klappert Besteck und da ist Deine Devise: "Gegessen wird nicht ohne mich!"

Da wir gerne (und bisher viel) Rad fahren, hatten wir schon vor Deiner Geburt einen Chariot CX1 mit kompletter Babyausstattung gekauft und inzwischen bist Du auch schon kurze Strecken mit gefahren und es gefällt Dir sehr. Auch wenn ich noch etwas lahm und wenig in Kondition bin. Doch hier gelten Deine gleichen Konditionen wie beim Kinderwagen.

Dein Windelverbrauch ist nach wie vor der Wahnsinn. Wir haben die nächsten 150 Windeln durch gebracht und schon wieder Neue bestellt. Wobei Dir das Stoffwickelsystem inzwischen zu klein geworden ist und ich gerade nach einer Alternative zu diesem System suche um Dich (gerade bei leicht gerötetem Pop) wieder mehr mit Stoff zu wickeln.

Deine Kopfhaare gehen langsam aus, der Flaum auf den Schultern/Rücken bleibt allerdings. Dein Papa ist allerdings der Meinung, dass dafür neue Kopfhaare nachwachsen.

Unsere Schmutzwäsche hat sich in etwa verdreifacht. Du sorgst dafür, dass Deine Familie immer gekennzeichnet ist, und bevorzugst für Deine Spuckfleckverzierungen vorwiegend frische Shirts/Hemden/Pullover. Aber auch vor Hosen machst Du keinen Halt und, hat man ein Spucktuch über der Schulter, geht Dein Milchschwaps garantiert direkt daneben. Ebenso verfährst Du bei Deinen eigenen Anziehsachen. Um unser Bettlaken zu schützen, habe ich in Deiner Kopfhöhe ein Handtuch auf meine Betthälfte gelegt. Das lässt sich leichter tauschen, als das komplette Doppelbettlaken.

Die Sache mit dem Schnuller

Im Augenblick möchte der Mini-Glückspunkt sich am liebsten in den Schlaf stillen. Problem ist nur, irgendwann ist der Bauch randvoll, er spuckt, nicht viel, aber einen Schwaps voll, zum ignorieren zu viel. Also mache ich uns sauber, ziehe ihn und mich gegebenenfalls um und natürlich ist der Mini-Glückspunkt dann wieder wach.

Er möchte wieder in den Schlaf stillen und schon beginnt es von vorne. Es geht hier nicht um Durst oder Hunger, es geht um das Nuckelbedürfnis. Gerne gebe ich ihm auch die Nähe, die er braucht und wir genießen das Kuscheln beide sehr – doch vielleicht geht das statt mit der Brust auch mit einem Schnuller? Kuscheln können wir ja trotzdem während dem Nuckeln und einschlafen. Die andere Kehrseite ist der Bauch, der dann im Schlaf böse brummt. Er wacht später auf und maunzt vor sich hin, der Bauch ist hart und er windet sich. Das tut mir dann wieder so unendlich leid.

Die bisher getesteten Schnuller wurden verweigert, bzw. der der gegangen wäre, da zog er seitlich so viel Luft, das er davon ebenfalls Bauchweh bekam – quasi vom Regen in die Traufe. Auf der anderen Seite habe ich Bedenken den Schnuller später wieder loszubekommen. Oder noch schlimmer, eine Saugverwirrung durch den Nuckel zu erzeugen, denn das ist natürlich ein ganz anderes Saugen als an der Brust. Es kann jedoch auch nicht gut sein, immer über den Durst zu trinken.

5 Wochen Babyboy

Mit 5 Wochen
- schläft man immer noch am liebsten auf/an/neben Mama und/oder Papa
- wird man nach wie vor gerne im Tragetuch getragen
- ist man mit Mama und Papa in die mittelgroße Stadt mit dem Zug gefahren, da die Fahrt mit dem Zug kürzer ist als mit dem Auto und bis auf eine kleine Spuckattacke hat das auch gut funktioniert. (was holpert der Zug auch so)
- ist man aus Versehen zweimal im Kinderwagen eingeschlafen und auch schon wach ein Stück darin gefahren, ohne zu moppern.
- ist Besteck klappern immer noch ein sicheres Zeichen dafür, dass man dringend aufwachen muss um am Familienessen teilzunehmen.

- möchte man sich gerne in den Schlaf stillen, auch wenn das weit über den Hunger/Durst hinaus geht und dann das Rücklaufventil aktiviert.
- ist man viel mehr wach und schaut sich neugierig die Welt an.
- möchte man auf dem Arm immer etwas sehen und stemmt sich mit beiden Händen von der Brust ab.
- strampelt man auf dem Wickeltisch gerne ohne Windel.
- wird der Wannenaufsatz des Kinderwagens langsam aber sicher kleiner als am Anfang!
- war man schon auf dem Firmensommerfest, beim Kindergeburtstag der kleinen großen Schwester und im Kletterwald (natürlich auf dem Boden, einer muss das ganze ja beaufsichtigen!)
- gibt man seinen Hunger durch einen einzigen Schmatzer wie ein Küsschen zu erkennen.
- badet man sehr gerne, aber lieber in der Wanne als im Badeeimer in den man beim einsteigen einmal reingestampft hat und dann spritze das böse Wasser in alle Richtungen.
- ist echtes Weinen immer noch sehr selten.

- dreht man sich zur Seite, sowohl im Kinderwagen, als auch im Bett, wenn man Hunger hat und gerne stillen möchte.
- ist stillen im Tuch kein Problem.
- liebt die ganze Familie Dein Lächeln! Du kleiner Glückspunkt, raubst uns den Schlaf, aber machst unser Leben so viel reicher!

Geburtsberichte
Geburtsbericht Kind 1

Sommer 1995 – Geburtsklinik: Großes Krankenhaus mit Kinderintensivmedizin in der Stadt in der ich damals wohne.

Es ist Sonntag, morgen ist ET – bisher war alles ruhig, doch als ich an diesem Sonntag die Augen öffne, habe ich starke Schmerzen in der Nierengegend. Ich kann kaum atmen und jede Bewegung verschlimmert das Ganze erheblich.

Der Schmerz ist dauerhaft und überhaupt nicht so, wie im Geburtsvorbereitungskurs gelernt – wellenförmig. Ich rufe in der Klinik an und schildere mein Problem als Erstgebärende, ich soll sofort kommen.

Im Kreißsaal angekommen, wo ich mich melden soll, wird ein CTG geschrieben, welches unauffällige Herztöne und keine Wehen anzeigt. Die Schmerzen jedoch lassen nicht nach. Die Ärztin tippt auf Nierenstau und macht einen Ultraschall von Kind und Niere – beides unauffällig. Ebenso wie die Urinuntersuchung. Ich bekomme ein Schmerzmittel und werde gleich mal da behalten, denn am nächsten Tag soll ein Wehenbelastungstest gemacht werden. Erstgebärend und ahnungslos harre ich der Dinge, die da kommen werden. Durch die Schmerzmittel werden die Schmerzen leichter und ich kann wieder ganz gut und schmerzfrei atmen.

An diesem Sonntag darf ich dreimal zum CTG in den Kreißsaal kommen und jedes dieser CTG ist unauffällig und wehenfrei.

Montag: Nach dem Frühstück soll ich mich wieder im Kreißsaal einfinden und nachdem das erste CTG geschrieben ist, werde ich an einen Wehentropf gehängt, das nennt sich dann Wehenbelastungstest – um zu sehen ob es dem Kind unter den Wehen gut geht und ob man es vielleicht doch anschieben kann. Dem Kind, dessen Geschlecht bis jetzt eine Überraschung ist, geht es blendend und die Wehen machen ihm gar nichts. Da sich nichts weiter tut, wird mittags der Tropf ausgestellt und ich soll wieder auf Station gehen und nachmittags und abends wieder zum CTG kommen. Die Schmerzen werden weiterhin mit Schmerzmitteln im Rahmen gehalten. Die CTG an diesem Tag sind unauffällig und wehenfrei.

Dienstag: Wieder Untersuchung, der Muttermund ist 2 cm offen und der Kopf fest im Becken, die CTGs die an diesem Tag geschrieben werden, wieder wehenfrei, dem Kind geht es blendend – nur raus möchte es nicht. Morgen soll ein weiterer Wehenbelastungstest gemacht werden. Die Schmerzen in der Niere sind wieder weg.

Mittwoch: Nachdem Frühstück wird wieder ein Tropf mit Wehenmitteln angeschlossen – inzwischen kenne ich schon einige Hebammen und habe schon so die ein oder andere Lieblingshebamme und andere, bei denen ich keinesfalls entbinden möchte. Die Wehen, die der Tropf erzeugt, sind gut auszuhalten und dem Kind geht es gut. Die Dosis wird bis mittags immer weiter erhöht. Mittags wird wieder ausgestellt. Die Dauer des Tropfes muss ich im Kreisbett auf dem Rücken verbringen, denn so wird das CTG schön geschrieben – nur bequem ist anders. Das Kreisbett hat nichts mit den Betten von heute gemein, es ist eher eine breitere Pritsche, deren ende man abklappen kann und dann zwei Beinschalen hat. Auch das Flair des Kreißsaals, hellgrüne Kacheln bis fast unter die Decke lässt zu wünschen übrig.

Insgesamt sind drei rechteckige, eher schmale Kreißsäle nebeneinander. An der schmalen Seite des länglichen Raums ist die Türe, die vom Flur in den Kreißsaal führt, links neben der Türe steht ein Wickeltisch mit Wärmelampe und dann steht man quasi nach zwei Schritten auch schon vor dem Bett. Die Eingangstüre habe ich im Rücken, vor mir ein Fenster, das leider erhöht angebracht ist und ein Raussehen so unmöglich ist – aber gut, reinsehen ja auch und das ist dann wieder gut. Am unteren Ende des Raums befinden sich Verbindungsschiebetüren zu den beiden anderen Kreißsälen. Mir werden ein paar Zeitschriften aufs Bett gelegt, da ich aber die Aufgabe habe, die Knöpfe des CTGs zu halten, damit die Herztöne des Kindes nicht "verschwinden" – habe ich kaum eine Hand frei für Zeitschriften. Der Tropf ist aus, ich muss noch zwei Stunden zur CTG Beobachtung bleiben und da die Wehen genauso wieder verschwinden wie sie durch den Tropf gekommen sind, darf ich wieder auf Station und soll später zum CTG wieder kommen – eins am Nachmittag, eins am Abend.

Donnerstag: "Na Frau xy, jetzt werden wir das Baby aber mal rauskitzeln, mh?" – inzwischen bin ich mürbe, dauernd Wehen, aber keine die bleiben, dem Baby geht es gut und eigentlich will ich nur noch, dass es endlich vorbei ist. Die Ärzte und Hebammen scheinen zu wissen, was sie tun. Die anderen Frauen, die auf der Station mit Kugelbäuchen unterwegs waren, schieben inzwischen alle diese kleinen Babybettchen über den Gang. Ich bin genervt. Nach der obligatorischen Untersuchung, die jeden Tag x-Mal durchgeführt wird und für heute besagt, dass der Gebärmutterhals wie schon die letzten Tage verstrichen, der Muttermund auf 3 cm auf ist und dem kleinen Guckrohr, mit dem nachgesehen wird, ob das Fruchtwasser klar ist – bzw. ob noch Käseschmiereflocken darin schwimmen, geht es also ans CTG – wehenfrei, Kind geht es gut. Aus heutiger Sicht wirklich ein Wunder bei dem Ganzen Gefummels und Gebohre. Heute also noch mal ein Wehentropf – bis Mittag, gleiche Prozedur wie die letzten Tage – Tropf ab, zur Beobachtung im Kreißsaal bleiben und dann zweimal noch ein CTG – wehenfrei.

Freitag: Der ET ist seit fünf Tagen verstrichen. "Jetzt können sie auch gleich hier bleiben!" – "bei Muttermund 3cm kann das dann ganz schnell gehen!". Inzwischen kenne ich die ganze Hebammenschar, von jung bis alt, von nett, bis weniger nett und ganz besonders nett wie Brigitte. Eine unheimlich liebe Hebamme, am liebsten würde ich sie zur Entbindung buchen, aber das geht leider nicht. Entweder das Kind kommt in ihrer Schicht, oder eben nicht.

Heute ist Pause für das Kind und die beanspruchte Gebärmutter, meine Nerven liegen inzwischen wirklich fast blank. Diese ganzen Aussagen von "das geht jeden Moment los!" Und "sicher kommen dann heute Nacht die Wehen!" "Sie werden sehen, morgen haben Sie das Kindlein schon" – ich kann es kaum mehr hören. So spaziere ich jede freie Minute den Gang auf und ab, Trepp auf, Trepp ab. Die CTGs bleiben wehenfrei. Am Muttermund hat das gestern nichts verändert, bleibt bei 3cm.

Samstag: Heute soll nochmal mit ganzer Kraft angeschoben werden. Wehentropf bis Mittag, CTG, Kontrolle – nix mehr, aus. Auch die weiteren Kontrollen bleiben wehenfrei. Dem Baby geht es blendend.

Sonntag: Nur CTGs, morgen bin ich eine Woche über den ET und die Ärzte möchten morgen einleiten – was war das dann bisher? Ich soll morgen noch Frühstücken und dann in den Kreißsaal kommen, dann gibt es einen Wehentropf und die

Fruchtblase soll geöffnet werden, dann gibt es kein Zurück mehr.

Montag 7 Uhr: Die normale Untersuchung (eigentlich ein Wunder, das das Kind nicht schon Rausgefallen ist, bei der ganzen Bohrerei), ich bekomme einen Einlauf. Sie nehmen zum x-ten Mal Blut ab und dann wird CTG und Wehentropf angelegt und die Blase gesprengt. Jetzt geht es also los. Die Wehen spüre ich als Ziehen in den Leisten und komme gut damit klar. Nur eins ist heute anders als sonst: Ich bin nicht allein im Kreißsaal. Die Nebensäle sind belegt, ich habe wieder den Saal ganz links. Einmal eine Erst- (im Kreißsaal ganz recht) und eine Zweitgebärende(im Kreißsaal Mitte), beide waren schon da, als ich meinen Kreißsaal bezog. Da die beiden diensthabenden Hebammen gut zu tun haben, lassen sie der Einfachheit halber die Schiebetüren am Ende der Kreißsäle gleich auf. Es ist etwa 10 Uhr, wird es im Kreißsaal ganz rechts ernst, die Erstgebärende geht in die Endphase. Bis jetzt komme ich mit den Wehen gut klar, wie die letzten Tage auch.

Sehen kann ich ja nichts, die Türen sind schließlich weit genug entfernt, aber ich habe quasi die Ohren direkt auf dem Gleis. Das große "P" für Panik blinkt in meinem Hinterkopf. Die Gute schreit, als ginge es um ihr Leben – mein Gesicht nimmt die Farbe des Lakens an – weiß. Als die Hebamme wieder kommt, frage ich vorsichtig, wie weit es denn bei mir ist. "Ach, Sie sind noch ganz am Anfang!" – ich schlucke. Kurz darauf geht es im Nebenkreißsaal auch richtig zur Sache und auch die Zweitgebärende schreit sich die Seele aus dem Leib – das "P" in meinem Kopf blinkt und ich klingle die Hebamme herbei und will bitte/danke eine PDA, ich glaube nicht, das ich das überlebe. Vor allem nicht, wenn ich noch ganz am Anfang bin und so gerade mit den Schmerzen klar komme. Kurz vor Mittag, die PDA wird gelegt und die Schmerzen werden leichter, viel leichter. Im Kreißsaal wird es still, die beiden anderen Frauen sind umgezogen und die Hebammen sind wieder entspannt. Der Wehentropf wird weiter hoch gestellt und ich harre der Dinge, die da kommen werden. Lästig ist nur das CTG, dass permanent an mir angeschlossen ist. Inzwischen hat sich ein riesiger CTG-Papierberg angesammelt. Gegen früher Nachmittag kommen die Schmerzen wieder und eigentlich hätte ich gerne noch ein bisschen nachgespritzt, aber die Hebamme verkündet, dass es nun bald soweit sei und die PDA dann eher hinderlich ist, es gibt nix mehr. Dafür bekommt das Kind eine Sonde in den Kopf gedreht, auf meine Nachfrage, ob das nicht sehr weh täte, kommt "nein, das spürt das überhaupt nicht" (mein armes Baby).

Es ist 14 Uhr, Schichtwechsel, Pech gehabt, meine Wunschhebamme hat heute frei. Eine junge Hebamme übernimmt mich. Doch zum Sorgen machen bleibt wenig Zeit, denn es wird geschäftig. Plötzlich steht ein Arzt mit dabei, der mir die Hand schüttelt und sich kurz vorstellt. Ich soll jetzt pressen, bin aber verunsichert und weiß aufgrund der PDA überhaupt nicht wohin. Daher platzen mir viele kleine Äderchen im Gesicht. Die Hebamme erklärt mir, wenn sie das Kommando gibt, soll ich nach unten pressen – gar nicht so leicht wie ein Maikäfer auf dem Rücken liegend. Der Druck ist enorm und ich spüre ein wahnsinniges Spannen. Auf einem kleinen Tablett neben dem Arzt sehe ich eine Schere liegen, meine größte Horrorvision – alles, nur nicht geschnitten werden!

"Ich will auf keinen Fall geschnitten werden!!!!"

"Nein, wir schneiden nicht!", versichert mir der Arzt und greift im nächsten Moment zur Schere – "knack!"

Jetzt ist für mich die Sache erledigt, trotz Schmerz drehen sich meine Gedanken unverständlicherweise nur noch darum, dass ich nun kaputt bin und sicher gleich ganz viel Blut und... Nein, ich habe fertig, ich mache hier gar nichts mehr. Die Hebamme schreit mich an, ich solle Pressen, ich schreie, dass ich das nun nicht mehr kann und dann geht alles ganz schnell. Der Arzt, der bis eben direkt zwischen meinen Beinen saß, steht neben mir und wirft sich mit dem Ellenbogen schiebend von oben nach unten auf meinen Bauch und quetscht mein Baby fertig raus.

Nass und ein bisschen zermatscht und verknautscht liegt da nun also ein kleines Bündel Mensch. Die Hebamme dreht es um und sagt "ein Mädchen" und dann kann ich es auch sehen. Sie ist da, mein Baby!!! Ich bekomme das Baby auf die Brust gelegt, es fühlt sich warm und weich an und ich glaube die Liebe durchströmt einen sofort. Dann bricht wieder Hektik aus. Zwischen meinen Beinen blutet es ziemlich stark und ausdauernd. Ruck zuck wird das kleine Mädchen von ihrem Papa abgenabelt. Von unten wird an der Nabelschnur gezogen, von oben massiert und gedrückt. Die Plazenta hat sich nicht ganz abgelöst und deshalb blute ich ziemlich stark. Der Arzt weißt eine Schwester an, den Narkosearzt zu rufen, dass er die PDA aufspritzen soll, wenn die Plazenta nicht gleich kommt, dann schabt er mich aus!

Nach einigen weiteren Minuten, aber vor dem Narkosearzt ist "plop" auch die Plazenta da. Dann wird der Dammschnitt noch vernäht und es wird ruhiger. Diese Woche, und die Geburt wird mir noch lange in traumatischer Erinnerung bleiben und für viele Gespräche mit Hebammen sorgen. Nie wieder möchte ich so entbunden werden. Was ich zu diesem Zeitpunkt noch nicht wusste, meine Symphyse hat durch diese Hauruck-Aktion einen Knacks bekommen, so dass die beiden folgenden (inzwischen ja längst geborenen) Schwangerschaften ab etwa der Hälfte der Zeit mit großen Problemen verbunden waren – starke Schmerzen, knacken, nicht mehr auf einem Bein stehen können etc. In dieser Schwangerschaft habe ich das bisher nicht und ich hoffe so sehr, dass ich davon diesmal verschont bleibe! Und mein Steißbein scheint unter dieser Geburt gebrochen zu sein und ist seither schief zusammen gewachsen.

Geburtsbericht Kind 2

Sommer 97 – ich bin wieder schwanger und Geburtstermin ist im Februar 98.

Die Schwangerschaft verlief nun erst mal normal – ich hatte mit starker Übelkeit zu kämpfen, aber das kannte ich ja schon vom letzten Mal. Da mir die erste Geburt noch sehr nach hing und ich keinesfalls wieder "so enden" wollte, suchte ich mir eine Hebamme und wir trafen uns zu einigen Gesprächssitzungen. Es tat mir gut und ich fühlte mich stärker. Beim Ultraschall in der 32. Schwangerschaftswoche wurden Auffälligkeiten festgestellt – "ihr Kind ist viel zu klein für seinen rechnerischen Termin!". Es wurde engmaschig kontrolliert, aber das Kind entwickelte sich weiter, die Plazenta arbeitete gut und das Kind galt zwar weiterhin als sehr klein, aber es wuchs und das war wichtig. Der Geburtstermin rückte näher und verstrich ohne, dass sich irgendetwas tat. Ab diesem Tag musste ich alle zwei Tage beim Frauenarzt vorstellig werden – CTG, Muttermunduntersuchung – alles ok, auf Wiedersehen, bis in zwei Tagen. Am Sonntag, der Geburtstermin war inzwischen 6 Tage verstrichen, hatte ich wieder einen Termin beim Frauenarzt. Er schrieb ein CTG und sah mich dann an "Ich überweise Sie jetzt an die Klinik. Fahren Sie nach Hause, holen Sie ihre Sachen und dann bitte gleich in die Klinik."

Ich tat wie geheißen, in der Klinik angekommen wurde ich aufgenommen und die Hebamme (die ich bei der großen Tochter keinesfalls zur Entbindung wollte) hängte mich an ein CTG (meine Gedanken: Heute kriege ich kein Kind, nicht mit ihr!). Ganz leichte Wehentätigkeit, aber nichts Nennenswertes. Der Muttermund war 3cm geöffnet. Nur die Herztöne des Kindes gefielen den Ärzten nicht so gut. Was genau damit war, konnte mir allerdings keiner sagen. Ich hing quasi den ganzen restlichen Tag am CTG und da sich überhaupt nichts tat, konnte ich abends mein Zimmer beziehen, ich sollte da bleiben. In mir spielten sich Szenen von der Odyssee der ersten Geburt ab. Bitte nicht schon wieder!

Am späten Abend sollte ich mich zu einem weiteren CTG und einer weiteren Untersuchung im Kreißsaal einfinden. Wie die Tage zuvor beim Frauenarzt löste man erneut den Eipol. Kann man den in der Tat x-Mal ablösen? Dann schrieb man wieder ein CTG und der Arzt entschied: "Morgen Frühstück und dann zur Einleitung in den Kreißsaal! Das ist besser für das Kind!" Natürlich, wenn es besser für das Kind ist, dann bin ich selbstredend dabei!

Die Nacht verbrachte ich eher im Halbschlaf, ich war wahnsinnig aufgeregt, wollte keinesfalls wieder so ein Geburtserlebnis und fühlte mich sehr einsam und mit meinem Gedankenkarussell allein. Auf der anderen Seite wollte ich das Babymädchen in meinem Bauch nicht in Gefahr bringen und wenn eine Einleitung besser für sie ist, klar, dann machen wir das.

Nach dem Frühstück des nächsten Tages klingelte ich am Kreißsaal und augenblicklich trat ein breites Strahlen in mein Gesicht: Brigitte, meine Wunschhebamme hatte Dienst und war bis 14 Uhr da! Für mich war klar, ich habe bis 14 Uhr Zeit das Baby auf die Welt zu bringen. Ich erzählte ihr von meinem Wunsch, schon beim ersten Kind, mit ihr zu entbinden und sie strahlte ebenfalls und sprach mir Mut zu. Nach Untersuchung (Muttermund 4cm), Einlauf und CTG ging es los, 9 Uhr: Wehentropf und Blasensprengung. Leider musste ich wieder die ganze Zeit liegen und am CTG angeschlossen bleiben, aber inzwischen waren die Kreißsäle umgezogen und modernisiert worden. Ich lag in einem großen, gigantisch verstellbaren Kreisbett – weich, komfortabel und der Raum war hell und freundlich eingerichtet. Brigitte hatte viel Zeit, denn ich war die Einzige die zur Entbindung anstand.

Nach zwei Stunden, um 11 Uhr, war der Muttermund vollständig und Brigitte rief den Arzt dazu.

Ich sagte noch mal überdeutlich, wie mit der Hebamme in den Gesprächen vereinbart, dass ich keinesfalls geschnitten werden wollte! Und der Arzt versicherte mir, er würde nicht schneiden und trotz schlechter Erfahrung verließ ich mich darauf.

Plötzlich war ich mitten drin in der Pressphase, alles überrollte mich und der Druck und Spannungsschmerz war überwältigend. Bevor ich mich auf diesem letzten Wegabschnitt ganz verlieren konnte, leitete mich Brigitte mit sanften Anweisungen an und nach einem, so empfand ich es im Nachhinein, ohrenbetäubenden Schrei von mir machte es "plopp" und ein kleines nasses Menschlein lag am Bettende zwischen meinen Beinen. Etwas blau, etwas langgezogener Kopf, aber wieder das schönste Baby, das man sich vorstellen kann und dann brüllte sie wütend los! Mein Wunsch war es, die Nabelschnur auspulsieren zu lassen, aber das war in diesem Krankenhaus – leider auch mit der besten Hebamme des Krankenhauses – nicht vorgesehen und deshalb wurde das Kind sofort von seiner Versorgungsleitung getrennt. Mein Baby wurde mir kurz auf den Bauch gelegt und dann sofort zum Wickeltisch am anderen Ende des Kreißsaals getragen.

Diesmal wurde es nicht um mich hektisch, sondern um das Kind. Das zwar inzwischen schön rosig war, aber doch irgendetwas haben musste, denn ein Kinderarzt wurde dazu gerufen. Doch für mich galt es nun zuerst die Geburt mit der Plazenta zu Ende zu bringen. Wieder blutete ich relativ heftig, aber es gab keine Panik wie beim letzten Mal und innerhalb von wenigen Minuten war die Plazenta vollständig geboren.

Der Kinderarzt kam und untersuchte mein Babymädchen. Sie hat eine kleine Stelle über dem Steißbein, etwa stecknadelkopfgroß, die als eine Art "Loch" in den Rücken geht. Es bestand die Sorge, dass es sich um einen offenen Rücken handeln könnte. Da diese Stelle aber innen verschlossen war, wie der Kinderarzt noch im Kreißsaal prüfte, bestand keine Gefahr und ich durfte endlich mein Baby ansehen, bestaunen und bekuscheln. Dann wurde es nochmal unangenehm: Ein kleiner Dammriss musste noch genäht werden. Es pikste gar fürchterlich, aber auch das war schnell geschafft.

Da dieses kleine Bündel in meinem Arm einen großen und properen Eindruck machte, fragte ich nach den Daten – schließlich hieß es die ganzen Untersuchungen immer "stellen Sie sich auf ein sehr kleines, leichtes Baby ein!!" – "sie wiegt 3930 g und ist 53 cm lang!".

Die große Schwester war von der ersten Begegnung an begeistert vom Baby!

Bei der U2 wurde dann ein Herzgeräusch festgestellt, welches nach intensiveren Untersuchungen in einer Herzklinik als Herzfehler an der Herzklappe diagnostiziert wurde. Diagnose: Trikuspidalklappendysplasie (ein Teil der Herzklappe fehlt).

Geburtsbericht Kind 3

Es ist Sommer 2001 – ein richtiger Sommer, es ist warm und das Wetter macht mir zu schaffen. Zudem habe ich starke Symphysen-Schmerzen, die sich durch nichts beruhigen lassen. Treppen steigen, oder auch nur das Bein heben, um in die Duschwanne zu kommen sind unglaubliche Schmerzen! Ebenso das Drehen nachts im Bett. Das Ganze soll aber noch zwischen zwei und sechs Wochen dauern. Schon seit einer ganzen Weile laufe ich mit einem leicht geöffneten Muttermund spazieren. Bei der letzten Untersuchung war er 3cm geöffnet und weich. Schwangerschaftswoche 35+6 - Sonntagnachmittag 15:20 Uhr und ich liege auf dem Bett. Ein plötzliches "plopp" und schon wird es sehr nass und sehr warm zwischen meinen Beinen! DIE FRUCHTBLASE!?!?! Was ist denn jetzt los?

Der Mann telefoniert sich die Finger wund, der Papa der beiden Großen ist leider nicht erreichbar. Deshalb bringt er sie bei einer Freundin unter, die sich darum kümmert, dass die beiden großen Tochterkinder später zu ihrem Papa kommen, sobald dieser wieder erreichbar ist.

Ich packe die letzten Sachen zusammen, nehme eine der großen Binden und lege sie in den Slip und ziehe mir eine trockene Hose an und klemme ein Badehandtuch unter den Arm – schließlich müssen wir jetzt 20 Minuten zum Krankenhaus fahren und der Autositz soll kein Andenken an diesen Tag zurückbehalten. Komisches Gefühl, im Geburtsvorbereitungskurs haben wir gelernt, dass spätestens 24 h nach Blasensprung das Baby da sein muss. Also habe ich spätestens morgen unser Baby im Arm. Der Mann parkt auf dem großen Krankenhausparkplatz und wir machen uns auf den Weg Richtung Kreißsaal. Meine Hose ist inzwischen trotz dicker Binde nass bis zu den Knien – es sieht aus, als hätte ich…. Egal! Am Kreißsaal angekommen klingeln wir und werden von Brigitte meiner Lieblingshebamme in Empfang genommen. Schön, heute ist ein guter Tag zum Kinder kriegen – schließlich hat sie mir schon bei Tochterkind Nummer 2 geholfen, diese auf die Welt zu schaukeln.

Nach der Untersuchung steht fest: Der Kopf sitzt fest im Becken, das Fruchtwasser ist klar, der Muttermund ist 4 cm geöffnet und das CTG zeigt keine Wehen. Ein Zugang wird gelegt, zudem wird mir Blut abgenommen, welches im Labor untersucht wird und ab spätestens morgen gibt es Antibiotika um Infektionen zu vermeiden. Dann werde ich in ein Bett verfrachtet, wo ich bis auf Toilettengänge auch bleiben soll und es wird CTG geschrieben – Herztöne: perfekt, Wehen: Keine! Der Mann ist die ganze Zeit bei mir, er bringt mich am späten Abend noch auf Station und macht sich dann auf den Heimweg und schläft quasi auf dem Telefon.

Die Nacht ist ruhig und wehenfrei, nach dem Frühstück soll ich um 7:30 Uhr wieder im Kreißsaal erscheinen. Der Mann trifft kurz nach mir dort ein. Die Blutwerte sind grenzwertig und daher soll heute auf jeden Fall eingeleitet werden. Antibiotikum gibt es trotzdem mal rein zur Vorsorge – mh. Hebamme J. hat Dienst und mit ihr wollte ich doch bisher noch keins meiner Kinder auf die Welt bringen – eine Russin vom alten Schlag. Gut, jetzt gibt es sowieso keine Wahl mehr! Ich bekomme einen Einlauf und darf mit dem Wehen-Tropf auf die Toilette gehen. Der Tropf wird im Verlauf des Vormittags höher und höher gestellt und die Wehen kommen schon sehr heftig. Der Mann ist die ganze Zeit an meiner Seite. Ich stehe am Kopfende des Bettes aufgestützt und veratme laut die Wehen. Wochenlang lag ich dem Mann in den Ohren, egal was ich ihm sage, ich möchte keine PDA!!! Nie wieder! Keinesfalls! Egal ob ich flehe, ob ich wimmere, alles nur nicht nochmal das Gefühl in den Rücken gestochen zu werden! KEINESFALLS!

Die Schmerzen werden richtig schlimm und lassen sich kaum mehr veratmen. Der Mann und ich sind allein im Kreißsaal, ich kann nicht mehr, es tut sooo weh, außerdem will ich auch gar nicht mehr und überhaupt möchte ich JETZT und SOFORT eine PDA! Jawohl!

Der Mann sieht mich ungläubig an:

"Du wolltest alles, nur keine PDA!?"

"DAS IST MIR EGAL! HOL JETZT DIE HEBAMME, ICH WILL(!!!!) _SOFORT_ EINE PDA!" herrsche ich ihn an. Das tut mir heute noch leid. Er stand noch einen kurzen Moment wie vom Donner gerührt da, und macht sich dann auf den Weg die Hebamme her zu holen. Kurz drauf kommt der Mann mit der Hebamme zurück und diese untersucht mich, lächelt wissend und erklärt mir, sie ruft den Narkosearzt. Ich bin ein bisschen erleichtert, gleich wird mir geholfen.

"Vorher müssen wir aber das Nachthemd ausziehen und ein OP-Hemdchen anziehen!" – es dauert (gefühlt) unheimlich lange und sie kommt mit dem OP-Hemdchen zurück. Umständlich hilft sie mir beim Ausziehen, immer wieder unterbrochen von Wehen. Sie richtet noch ein paar andere Dinge her, für die ich aber im Augenblick kein Auge mehr habe.

"In welcher Position möchten Sie entbinden?"

"Am liebsten auf dem Hocker!" Sie stellt das Bett so, das es einem Hocker gleicht – Rückenteil hoch, Fußteil verschwindet nach unten und ein Halbrund tut sich unter mir auf.

"Äh was ist jetzt mit meiner PDA?"

"Dafür ist es leider zu spät! Das Kindchen kommt jetzt!"

Der Mann setzt sich hinter mich und ich lehne mich an ihn. Statt des Narkosearztes kommt der Frauenarzt, den die Hebamme stattdessen gerufen hat, dazu und schon bin ich mitten in der Pressphase.

"Ihr Baby hat viele schwarze Haare!"

Es brennt und drückt wieder wie verrückt, doch dann ist der Kopf geboren. Der Körper rutscht bei der nächsten Wehe nach und dann liegt sie da, ein kleines Mädchen!

12:17 Uhr: Sie wird mir gereicht. Vier Wochen zu früh, eine dicke Käseschmiereschicht umhüllt sie, besonders an der Stirn. Leider lässt man ihr nicht die Zeit, bis die Nabelschnur auspulsiert hat und der Mann durchtrennt die Verbindung, die uns die letzten Wochen zusammen gehalten hat. Dann wird sie untersucht und da ich wieder starke Blutungen habe, bekomme ich eine Eisblase auf den Bauch, doch nach einigem drücken und schieben löst sich die Plazenta vollständig ab und wird vollständig geboren. (12:25 Uhr). Eine leichte Schürfwunde an der Schamlippe, sonst ohne Riss und Schnitt.

Trotz der fehlenden Wochen ist das Tochterkind fit und gesund, für die Zeit auch recht proper und darf wieder zum Kuscheln zu mir. Kennenlernzeit!

Als ich auf Station zurückverlegt werde, kommt eine Kinderkrankenschwester und holt das Babymädchen zum Fertigmachen und Anziehen ab. Ich sagte extra nochmal, dass die Käseschmiere am Kind bleiben soll. Als das Babymädchen zurückgebracht wird, kommt sie in einem kleinen Glasbettchen und keine Spur mehr von Käseschmiere ist zu sehen.

Unsere Maus ist 3290 g schwer und 51 cm lang.